Springer-Lehrbuch

Springer-Verlag Berlin Heidelberg GmbH

Carsten Brückner

Medizin in den USA

Erfolgreich studieren und arbeiten

unter Mitarbeit von Claudia Brückner

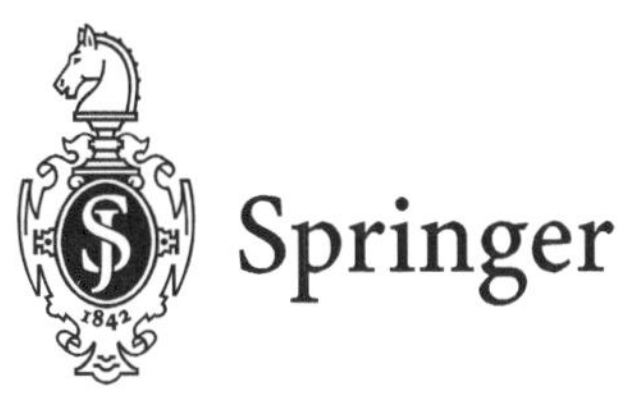

Carsten Brückner
Schwartzkopffstr. 15
10115 Berlin

ISBN 978-3-540-44374-2 ISBN 978-3-642-18718-6 (eBook)
DOI 10.1007/978-3-642-18718-6

Bibliografische Information Der Deutschen Bibliothek
Die Deutsche Bibliothek verzeichnet diese Publikation in der Deutschen Nationalbibliografie; detaillierte bibliografische Daten sind im Internet über <http://dnb.ddb.de> abrufbar.

springer.de

Planung: Simone Spägele, Springer-Verlag, Heidelberg
Projektmanagement: Axel Treiber, Springer-Verlag, Heidelberg
Herstellung: PRO EDIT GmbH, Constanze Sonntag, Heidelberg
Satz: Hagedorn Kommunikation, Viernheim
Umschlaggestaltung: deblik, Berlin
Zeichnungen: Hippmann Produktentwicklung, Nürnberg

Gedruckt auf säurefreiem Papier 15/3160So 5 4 3 2 1 0

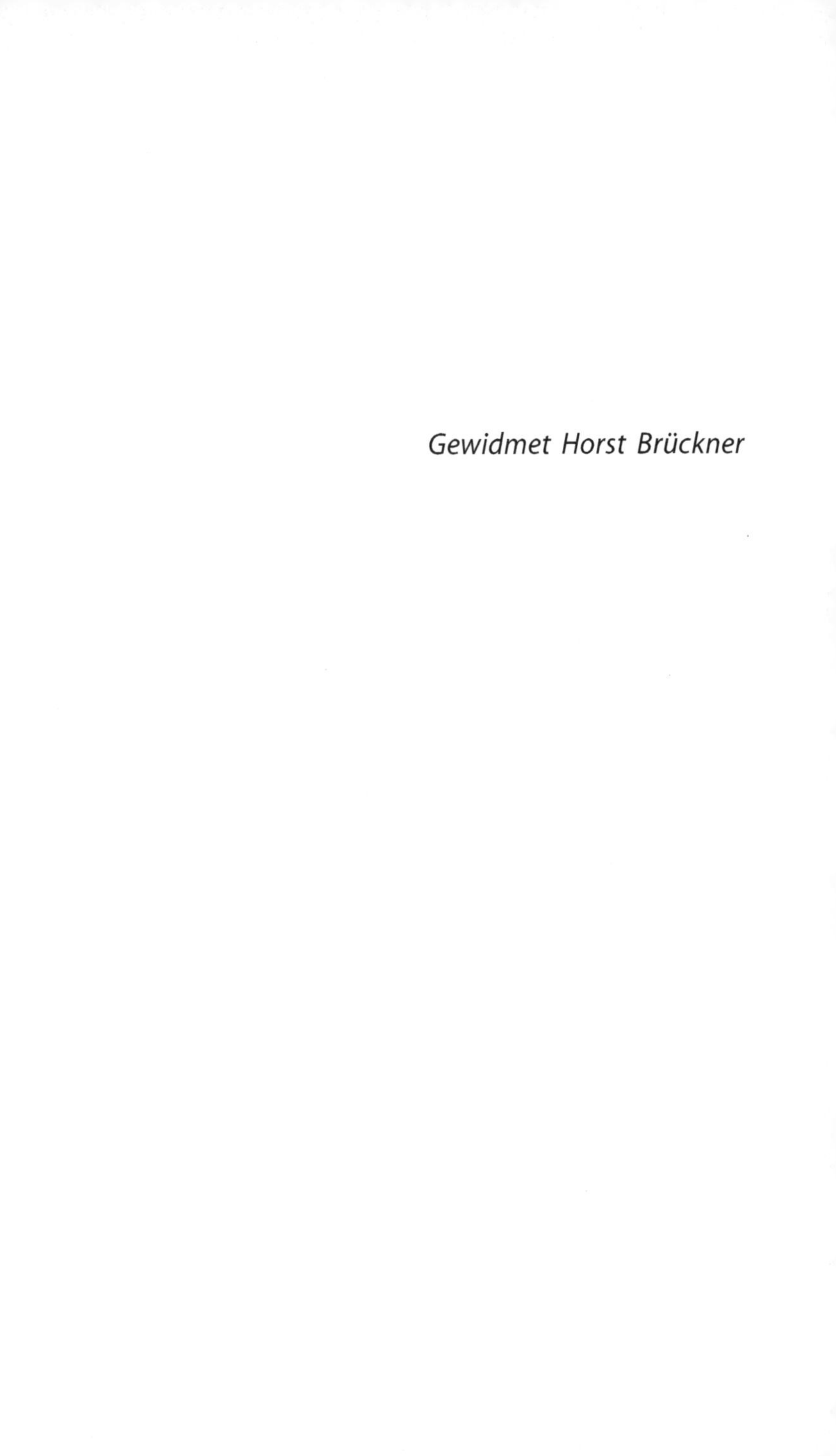

Gewidmet Horst Brückner

Vorwort

Trotz des kompakten Formats dieses Buches, das genau den Lesebedürfnissen von gestressten Medizinstudenten angepasst wurde, ist die behandelte Materie doch so umfangreich und vielschichtig, dass viele Personen im Hintergrund maßgeblich zum Gelingen beigetragen haben.

Für aufmunternde Worte und konstruktive Kritik danken wir A. Bürger, R. Gundelach, P. Kalk, S. Martini, J. Musikowski, A. Selig, G. Sommer, E. Surmeli und M. Wiontzek. Wertvolle Insider-Informationen haben C. v. Andreae, B. Heller von Charité International Cooperation, P. Olshausen sowie R. Wendt bereitgestellt und damit Aktualität und Nutzwert des Buches nachhaltig verbessert. Die Zusammenarbeit mit dem LPA Berlin hat viele approbationsrechtliche Bedenken aus dem Weg räumen können. Nicht zuletzt danken wir unseren Familien, die wir sehr viele Nerven gekostet haben, für den Rückhalt in schwierigen Momenten.

Unser besonderer Dank gilt James H. Kimura vom Henry Ford Hospital, Detroit, Michigan, der uns in vielen Gesprächen tiefe Einblicke in die amerikanische Kultur, Geschichte und nicht zuletzt das Gesundheitswesen verschafft hat, und Abraham R. Liboff von der Oakland University, Rochester, Michigan, durch den unser USA-Aufenthalt ermöglicht wurde.

Abschließend möchten wir ganz besonders dem Springer-Verlag für die Verwirklichung dieses Projekts danken, v. a. Herrn Axel Treiber, der mit viel Geduld und Verständnis die Manuskripterstellung begleitet hat.

Durch wichtige Änderungen im amerikanischen Zertifizierungssystem und die geplante Abschaffung der AiP-Phase, musste das Manuskript während des Produktionsprozesses tiefgreifend überarbeitet werden. Da jedoch bislang keine rechtskräftige gesetzliche Regelung bezüglich der Abschaffung der AiP-Phase existiert, bleibt diese inhaltlich integriert.

Die Leserinnen und Leser werden bemerken, dass überwiegend die unpersönliche Ausdrucksweise bzw. das männliche Geschlecht bei Personen und Bezeichnungen Verwendung findet. Dies geschieht jedoch nur aufgrund der sprachlichen Einfachheit und zuliebe der Lesbarkeit.

Zudem möchten wir jede Leserin und jeden Leser anhalten, uns Korrekturen, eigene Erfahrungen und Verbesserungsmöglichkeiten mitzuteilen. Dies bedeutet uns sehr viel und ermöglicht es, das Projekt zu aktualisieren, zu erweitern und optimaler an die Bedürfnisse von jetzigen und zukünftigen Medizinergenerationen anzupassen.

Mai 2004 **Die Autoren**

Inhaltsverzeichnis

Einleitung

Fast jeder junge Mediziner und jede junge Medizinerin haben irgendwann mit dem Gedanken gespielt, die heimatlichen Gefilde zu verlassen und irgendwo in dieser Welt Erfahrungen zu sammeln oder einen Neuanfang zu wagen. Aufgewachsen mit unrealistischen Arzt- und Krankenhausserien wie „General Hospital", „Trapper John, MD" und „Chicago Hope" ist Amerika ganz oben in der Wunschliste vieler Kommilitonen und selbst das teilweise gnadenlos realistische ER vergrault keine Anhänger des *American Dream*, ganz im Gegenteil.

Die Probleme im deutschen Gesundheitswesen haben trotz warnender Prognosen in der letzten Dekade ein Ausmaß erreicht, in dem für alle Beteiligten (Patienten, Ärzte, Pflegepersonal, die Kassen und der Gesetzgeber) eine lähmende und höchst frustrierende Situation entstanden ist. Hierbei wird der Kessel „Gesundheits- und Sozialsystem" allerhöchstens noch geflickt und Eigeninitiative und Engagement verpufft in Lobbyismus und bürokratischer Struktur.

Inkompetenz, mangelnde Sensibilität und parteienpolitische Kunkeleien haben die längst notwendige Strukturreform im Gesundheits- und Sozialwesen immer wieder verzögert. So wundert es ganz und gar nicht, wenn selbst die größten Idealisten, fest verwurzelt im deutschen Gesundheitswesen, nach jahrelanger mühsamer Ausbildung und 5–10 Jahren Berufserfahrung das Handtuch werfen.

Es ist keineswegs eine abgedroschene Forderung, dass eine fundierte Ausbildung und harte Arbeit sich wieder lohnen muss, dass die medizinische Kernkompentenz bei der ärztlichen und pflegerischen Arbeit im Vordergrund stehen muss und dass geregelte Arbeitszeiten und deren Einhaltung für die Qualität der Arbeit und Leistungsfähigkeit des gesamten medizinischen Personals unabdingbar sind.

Auch an Nordamerika zieht die demographische Entwicklung und Kostenexplosion im Gesundheitssektor nicht spurlos vorüber. Das traditionell liberalere Gesundheitssystem ist ebenfalls mit einer Abwanderungstendenz von Medizinstudenten in alternative Berufsfelder konfrontiert. Lange Arbeitszeiten werden weniger toleriert als in der Vergangenheit. Die juristische Klagefreudigkeit ist hoch und somit steigen die Versicherungsprämien für die *malpractice insurance*. Die Rezession hat auch die Bush-Administration nicht verhindern können, so dass der Sparzwang im amerikanischen Gesundheitswesen, welches den weltweit höchsten Anteil an einem Staatshaushalt hat, immens ist und sich aktuell in beträchtlichen Ausgabenkürzungen niederschlägt.

Die Vorbereitungen für einen „Bildungstrip" in die Staaten sind oftmals sehr lang, benötigen Monate, manchmal Jahre und verschlingen bisweilen Unsummen des studentischen Budgets. Die Vorteile jedoch sind unübertroffen.

Die persönlichen Erfahrungen bei der Vorbereitung und Durchführung eines Auslandsaufenthaltes sind von unschätzbarem Wert für den eigenen Werdegang und zahlen sich mittel- und langfristig aus. Der Umgang mit Behörden und die konsequente Anwendung der englischen Sprache tragen maßgeblich zur Verbesserung der Kommunikationsfähigkeiten bei. Erworbene fachliche Kenntnisse und Methoden können in Deutschland teilweise zum ersten Mal eingesetzt werden, womit der persönliche Wert auf dem Arbeitsmarkt beträchtlich steigen kann. Die erfahrene Kollegialität und Lehrfreudigkeit amerikanischer Mediziner sind legendär und zur Nachahmung empfohlen.

Die seit 1992 durchgeführten Befragungen von Chefärzten durch die Deutsche Ärzteversicherung AG ermitteln ein persönliches und berufliches Anforderungsprofil an Bewerber um eine AiP- oder Weiterbildungsstelle. Im Vordergrund stehen Lernbereitschaft, Teamfähigkeit, Flexibilität, Belastbarkeit und selbstständiges Denken. Gute PC-Kenntnisse, das Studium von Fachzeitschriften, Fremdsprachen-, v. a. Englischkenntnisse, und Auslandserfahrung steigern die Chancen. Nicht rein zufällig entspricht dieses Profil der Vorbereitung und Durchführung eines Aufenthaltes in den USA.

Eine ärztliche Tätigkeit in den USA, gerade im Rahmen der Ausbildung, hat weitaus mehr Anreize als derzeit in Deutschland und kaum einer, der dieses Wagnis eingegangen ist, hat es je bereut.

Mit diesem Buch soll jeder Interessent für einen kürzeren oder längeren Auslandsaufenthalt, jeder, der eine medizinische Karriere in den Vereinigten Staaten anstrebt, motiviert und unterstützt werden. Die folgenden Kapitel möchten dabei aber auch die Grenzen und Probleme aufzeigen, entmystifizieren, Vorteile und Gewinnerwartungen herausstellen, v. a. aber ein Instrumentarium sein, das hilft, die größten Klippen auf diesem Weg zu umschiffen.

Allgemeine Grundlagen

2.1 Grundzüge des amerikanischen Bildungssystems

Salopp gesagt gibt es eine einzige Gemeinsamkeit im Vergleich der Bildungssysteme Deutschlands und der USA – Bildung ist Ländersache bzw. fällt unter die Hoheit der amerikanischen Bundesstaaten. Inhaltlich und strukturell sind die Unterschiede so facettenreich, dass sich die folgenden Ausführungen auf das Wesentliche beschränken werden. Es ist jedoch absolut notwendig, diese Unterschiede aufzuzeigen, um den eigenen Stand in der Ausbildung korrekt in das amerikanische System einordnen zu können.

Übersicht 2.1. Amerikanisches Bildungssystem

Schule	Pre-School	
	Elementary School	6 Jahre
	High School Junior High School	
	Senior High School	6 Jahre
Abschluss:	***High School-Abschluss***	
Undergraduate Education		
	Community/Junior College	2 Jahre
Abschluss:	***Associate of Arts (AA)***	
Abschluss:	***Bachelor of Science (BS)***	weitere 2 Jahre
	Bachelor of Arts (BA)	
Graduate Education		
	University/Professional School	2–4 Jahre
Abschluss:	***Master of Science (MS)***	
	Master of Arts (MA)	
	Professional degree (MD, JurD)	
	Master of Business Administration (MBA)	

2.1.1 Schulsystem

Übersicht 2.1 zeigt, dass in Amerika nach dem (freiwilligen) Kindergarten die Grundschule und darauf folgend die Oberschule existiert. Maßgeblich für die Ausbildung, auch später auf dem *college*, ist das Kurswahlsystem. Das Angebot ist einfach überwältigend und erschreckend zugleich. Neben Alltagskenntnisse kann an der *High School* auch praktisches Wissen für eine Berufsausbildung erworben werden. Der Ausbildungsstand nach einem *High School*-Abschluss entspricht in etwa dem einer hiesigen Klassenstufe 10–11 eines Gymnasiums. Der Abschluss ist von großer Bedeutung bei der Jobsuche und der weiteren Ausbildung.

2.1.2 Undergraduate Education

Die Hälfte bis zwei Drittel der *High School*-Absolventen besucht ein *college*. Um Missverständnisse zu vermeiden – die Begriffe ***college*** und ***university*** sind nicht geschützt, weshalb Vergleichspublikationen so sinnvoll sind (www.usnews.com). ***Community*** oder ***Junior Colleges*** übernehmen in Zweijahresprogrammen die lokale und regionale, sehr praxisbezogene Ausbildung, die oft mit dem Abschluss als ***Associate of Arts*** (AA) endet (s. Übersicht 2.1). Somit übernehmen *High School* und die eben genannten *two-year-colleges* Aufgaben, die den Berufsschulen in Deutschland zufallen (■ Abb. 2.1).

4-year-Colleges und ***universities*** bieten auch akademischere Laufbahnen an, die *undergraduate education* und die *graduate education* (s. a. Kap. 2.1.3). Nach den normalerweise auf vier Jahre angelegten *college*-Programmen erhalten die 22–23Jährigen einen vollwertigen akademischen Grad, den naturwissenschaftlich orientierten ***Bachelor of Science*** (BS) oder den geisteswissenschaftlich-wirtschaftlich orientierten ***Bachelor of Arts*** (BA) (s. Übersicht 2.1). Nach den ersten beiden Jahren haben die *college*-Studen-

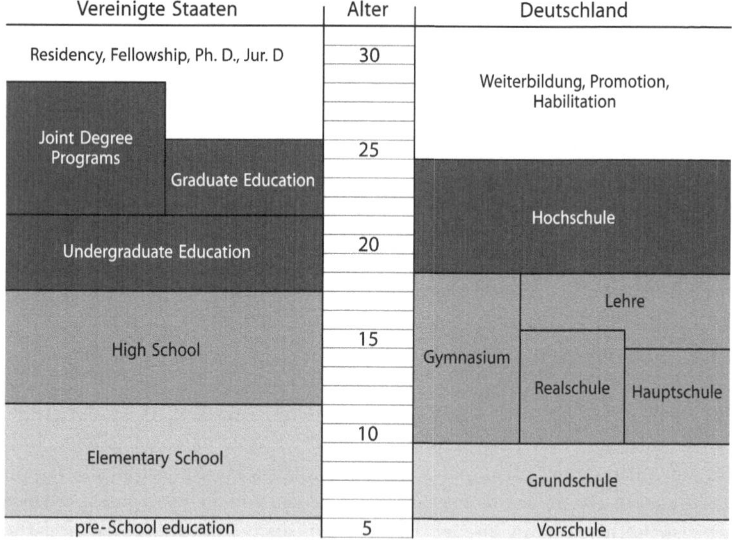

■ Abb. 2.1. Amerikanisches und deutsches Bildungssystem im Vergleich (idealisiert). (Aus Schäufele 1995)

ten das Abiturniveau erreicht bzw. auch teilweise schon überschritten. Die darauffolgenden zwei Jahre der Ausbildung vermitteln spezielle Kenntnisse entsprechend der Karriereorientierung. Für die Meisten ist die Ausbildung an diesem Punkt abgeschlossen und der Eintritt in das reguläre Berufsleben beginnt.

Abschluss ist aber nicht gleich Abschluss. Die Wertigkeit eines Abschlusses wird maßgeblich von Reputation und Profil der Bildungseinrichtung bestimmt. Das soziale Gefälle wird dabei an den Aufnahmehürden deutlich. Kriterien für die *college*-Auswahl und eine erfolgreiche Bewerbung sind:

Checkliste

- Erworbene und vererbte Beziehungen – „meine ganze Familie war in Harvard", Papa kennt da jemand..., Spenden
- Bonität – Eigenkapital + Fremdkapital
- Leistung – *grades*, GPA, *achievement and admission tests*

2.1.3 Graduate education

Weniger als 10 % der Amerikaner besuchen eine *Graduate School* bzw. setzen ihre Ausbildung nach Erhalt eines *Bachelor degree* fort. Für den ärztlichen und den juristischen Berufsstand ist die *graduate education* obligat. Darüber hinaus dient sie als Sprungbrett und Befähigung für eine höhere Laufbahn, v. a. in den Bereichen Technologie, Entwicklung, Forschung und Management. Angestrebt wird ein Master's degree:

- Master of Science in... (MS),
- Master of Arts in... (MA), oder ein
- Professional degree (MD, JurD).

Im natur- und geisteswissenschaftlichen Bereich schließen sich die ***Master-Studiengänge*** direkt an die vierjährige *Bachelor*-Ausbildung an, oft verknüpft mit einem sog. ***Ph. D.-program***, das regulär eine Lehr- und Forschungstätigkeit umfasst, aber auch eine Vergütung, und zur Erstellung einer Dissertation (*doctoral thesis*) führt (s. ◘ Abb. 2.1).

Die Dauer einer *graduate education* beläuft sich auf 2–4 Jahre. Die Ausbildung erfolgt integriert in Volluniversitäten oder in den sog. ***Professional Schools*** wie *medical school* und *law school*.

Graduate students genießen viel mehr Anerkennung als *undergraduates* und sind Lehrern und Ausbildern eher gleichgestellt. Sie arbeiten im Rahmen ihrer Möglichkeiten an den Universitäten und Bildungseinrichtungen, bezahlen größtenteils für ihre Ausbildung und erhalten im Gegenzug das Wissen und die Erfahrung der Experten. Zumindest ist das die Idealvorstellung.

2.1.4 Probleme

Amerika ist gerade im Bildungsbereich definitiv das Land der unbegrenzten Möglichkeiten. Deregulation und Marktorientierung führen zu den schillerndsten und exotischsten Ausbildungsmöglichkeiten, die zertifiziert werden können und auch irgendwo akkreditiert sind. Letztendlich aber sind hochwertige Abschlüsse, abgesehen von Beziehungen, auf gute Leistungen in Englisch (Literatur), Mathematik, Biologie, Physik, Chemie und Geschichte zurückzuführen.

Testverfahren. Große Kritik wird derzeit an den Standardisierten Testverfahren laut. Diese *multiple choice tests* (MC) beginnen bereits in der *elementary school* und setzen sich fort bis zur *graduate education*. Dem Wettbewerb folgend orientieren sich die Bildungseinrichtungen sehr stark darauf, die Schüler und Studenten sehr spezifisch auf die Testanforderungen vorzubereiten, was, ähnlich den MC-Testverfahren während der deutschen Medizinerausbildung, zu Lasten einer breit angelegten Wissensvermittlung geht.

Die Kosten – tuition und fees. *Tuition* erklärt sich am ehesten mit dem Begriff Studiengebühren, bei *fees* dagegen handelt es sich tatsächlich um definitive Gebühren, die für eine spezifische Dienstleistung erbracht werden müssen. Schon während der Schulzeit ist es ohne weiteres möglich, sehr viel Geld für ein *High School Diploma* auszugeben. Für eine *undergraduate education* können schon einmal 5000–20.000 US-Dollar an Studiengebühren anfallen, für eine *graduate* oder *professional education* fallen noch höhere *tuitions* an, bis zu 100.000 US-Dollar insgesamt und mehr. Dazu addieren sich die Lebenshaltungskosten (*living costs*) von 6000–15.000 US-Dollar pro Jahr. Die durchschnittliche Verschuldung eines frisch gebackenen amerikanischen Arztes (MD) hat Ende der 90er Jahre die Schallmauer von 100.000 US-Dollar durchbrochen.

Die hohen Kosten und die amerikanische Mentalität des *entrepreneurship*, das einen Teil des biblischen Unternehmerglückes wieder an die Gesellschaft zurückgibt, haben sukzessive zu einem Netz von finanziellen Unterstützungs- und Förderungsmöglichkeiten geführt, so dass der amerikanische Student im Durchschnitt 30–60 % der entstehenden Kosten über Kredite und Stipendien finanziert. ***Financial Aid*** – der Überbegriff – ist ein großes und völlig normales Thema, selbst an so renommierten Universitäten wie Harvard, Yale, Princeton, etc. Für ausländische Studenten sind diese Möglichkeiten kaum oder nur sehr schwer zugänglich.

Kosten, Profil und Reputation einer Bildungseinrichtung sind nicht unbedingt korreliert. Staatliche Schulen und Hochschulen (*public schools*) sind nicht automatisch preiswerter als private Bildungseinrichtungen (*private schools*).

2.2 Medizinische Gesamtausbildung

Übersicht 2.2. Amerikanische und deutsche Ausbildung zum Mediziner

Amerika	Deutschland
College mit pre-medical education (4 Jahre)	***Gymnasium***
3. Jahr: MCAT	*Abitur*
Abschluss: BS (seltener BA)	
	Universität
Medical School (2 + 2 Jahre)	*Physikum*
	1. Staatsexamen
basic science phase	*2. Staatsexamen*
Ende 2. Jahr: USMLE Step I	PJ
clinical science phase	*3. Staatsexamen/Teilapprobation*
Ende 4. Jahr: USMLE Step II	AiP
MD/Teilapprobation	*Vollapprobation*
Weiterbildung (1–3 Jahre)	***Weiterbildung*** (4–6 Jahre)
USMLE Step III	*Facharztprüfung*
Vollapprobation	
Residency	
board certificate	

2.2.1 Vollstudium

Die medizinische Ausbildung in den USA ist in bemerkenswerter Weise geprägt von den republikanisch-liberalen Wurzeln des Landes. Im Gegensatz zur gesetzlich geregelten deutschen Approbationsordnung gibt es in Amerika lediglich Leitlinien von der ***American Medical Association*** (***AMA***, www.ama-assn.org) die zur Qualitätssicherung eines Mindeststandards beitragen sollen. Für das *curriculum* sind ausschließlich die *medical schools* verantwortlich. Die Unterschiede zwischen den verschiedenen Fakultäten und deren Ausrichtungen sind damit besser verständlich.

Im Vergleich zur deutschen Ausbildung ist die amerikanische Ausbildung grundsätzliche anders aufgebaut. Es empfiehlt sich, diese Unterschiede zu verinnerlichen, um sich selbst korrekt in das amerikanische System einordnen zu können (Übersicht 2.2).

Undergraduate Education – College

Im letzten Jahr der High School bewerben sich die *seniors* an mehreren *colleges*. Dabei haben sie die Qual der Wahl von über 3000 anerkannten (*accredited*) Hochschulen. Bei exzellenten Leistungen kann der Weg auch umgekehrt sein, und renommierte Hochschulen werben um den Schüler und winken mit einem Vollstipendium. Unterstützt von der Berufsberatung der jeweiligen Schule sucht man gezielt nach Einrichtungen, die für eine sog. *pre-medical education* zugelassen oder ausgewiesen sind (◘ Abb. 2.2). Am unproblematischsten ist der Weg über eine Volluniversität, die neben der typischen *college*-Ausbildung ebenfalls die medizinische Ausbildung bietet. Natürlich kann niemand erwarten, dass man mit 17 Jahren schon definitiv einen Entschluss zu einem späteren, sehr kostenintensiven Medizinstudium gefasst hat.

Die ***Association of American Medical Colleges*** (*AAMC*, www.aamc.org) gibt eine Publikation mit den Anforderungen an potentielle Medizinstudenten (***medical school admission requirements***, ***MSAR***) heraus, die im Internet erhältlich bzw. in den Amerika-Häusern einsehbar ist. Darin sind die Anforderungen an eine *pre-medical education* aus Sicht aller Fakultäten dargelegt.

Grundsätzlich wird eine bestimmte Anzahl an Kursen in natur- und geisteswissenschaftlichen Grundlagenfächern gefordert, in Physik, Chemie, Biologie, Mathematik, Englisch und den sog. *Social and Behavioural Sciences*.

In der Praxis wählen die *college*-Studenten ihre Kurse so, dass sie sowohl die Anforderungen an einen *Bachelor's degree* als auch die der meisten *medical schools* erfüllen. Aufgrund der Betonung der naturwissen-

	Ausbildung		Dauer (Jahre)
Hospital / research facility	Followship 1–3 Jahre	Board Certificate	16
	Residency 3–5 Jahre		12
		USMLE Step III	8
Medical school	Clinical sciences	USMLE Step II	
	Basic sciences	USMLE Step I	4
College	Pre-medical education	Bachelor Degree MCAT	

◘ Abb. 2.2. Medizinische Ausbildung in den USA (idealisiert). (Aus Schäufele 1995)

schaftlichen Fächer graduieren die meisten *college*-Studenten mit einem *Bachelor of Science* (BS). Selbstverständlich gibt es auch Medizinstudenten mit einem BA, jedoch mussten diese dann oft zusätzliche Kurse belegen, um die *medical school admission requirements* zu erfüllen.

Im dritten Jahr der *college*-Ausbildung legen viele Studenten, die sich Medizin als Option erhalten wollen, den ***MCAT*** (***medical college admission test***) ab. Der MCAT ist eine eintägige Prüfung, die ähnlich dem 1998 abgeschafften TMS (Test für medizinische Studiengänge, Medizinertest) eine Eignung für das Medizinstudium prüfen soll. Dabei überprüft der MCAT allerdings vornehmlich Wissen und Problemlösungsstrategien. Er umfasst vier Teile:

- Science Knowledge,
- Science Problems,
- Skills Analysis - Reading und
- Skills Analysis - Quantitative.

Um einen Zeitverlust zu vermeiden wird schon zu Beginn des vierten Jahres im *college* in Abhängigkeit von den Leistungen, den Resultaten beim MCAT und den finanziellen Verhältnissen die Bewerbung bei den *medical schools* durchgeführt. Mussten bis vor wenigen Jahren noch viele Bewerbungsmappen an eine mittlere Auswahl vom Hochschulen per Post verschickt werden, erfolgt mittlerweile der Großteil der Bewerbungen elektronisch mittels ***AMCAS***, dem ***American Medical College Application Service*** (s. a. Kap. 3.2.2). Wenn alle notwendigen Unterlagen bei den *admission offices* der *medical schools* eingegangen sind, werden die Bewerber in aller Regel nach festen Kriterien gesiebt. Diese für die einzelnen Fakultäten spezifischen Kriterien legen fest, welche Mindestleistungen ein erfolgversprechender Kandidat im MCAT erbringen muss und wie sein Notendurchschnitt (GPA) im *college* war. Auch weniger bekannte *medical schools* legen die Meßlatte sehr hoch. Anschließend werden diese Kandidaten zu Interviews eingeladen. Die endgültigen Ergebnisse der Bewerbung werden im darauffolgenden Frühjahr mitgeteilt, also in der zweiten Hälfte des akademischen Jahres.

Für den Anteil der Bewerber, der einen Studienplatz erhalten hat, setzt sich das Studium im September nach der Graduierung vom *college* fort. Der andere Teil der Bewerber hat trotzdem einen vollwertigen akademischen Abschluss in der Tasche, der gut bezahlte Anstellungen ermöglicht und ungefähr den Ausbildungsstand eines Vordiploms bzw. des Physikums ohne die medizinischen Grundlagenfächer hat. Da die theoretische und praktische Berufsausbildung ebenfalls in *colleges* stattfinden kann, haben einige der jetzt 22jährigen ebenfalls einen Beruf erlernt. Viele der abgelehnten Bewerber versuchen einen erneuten Anlauf, werten die Lebensläufe durch freiwillige Praktika auf, versuchen, die MCAT-Resultate zu verbessern, etc. Diese Beharrlichkeit wird von den *admission boards* der *medical schools* gern gesehen, denn es wird als Ausdruck von besonderer Anstrengung und Bestimmung gewertet.

Undergraduate Medical Education – Medical School

Viele Medizinstudenten beschreiben ein (berechtigtes) Hochgefühl in den ersten Tagen an einer medizinischen Fakultät. Sie haben einen der 16.000–17.000 Studienplätze ergattert, bei einem Bewerberquotient von drei zu eins. Daneben haben sie bereits so hohe Schulden, dass es kaum rational fassbar ist und es wird ihnen bewusst gemacht, in welcher privilegierten Position sie sich befinden. Bis auf wenige Ausnahmen haben die allermeisten Fakultäten geringe Studentenzahlen von 50–150 pro Jahrgang. Die meisten Campi sind reizvoll angelegt und verfügen über exzellente Freizeitmöglichkeiten, die bis spät in die Nacht nutzbar sind. Der Lehrer/Schüler-Quotient ist wesentlich höher als in Deutschland, v. a. in der Praxis. Es gibt jedoch keine Schonzeit und ältere Studenten empfehlen ihren jüngeren Kollegen, unverzüglich mit dem Lernen zu beginnen.

Studienaufbau. Die zumeist vierjährige Ausbildung an einer *medical school* gliedert sich zu gleichen Teilen in eine ***basic science phase*** und eine ***clinical science phase*** (s. ◘ Abb. 2.2). Der vielgerühmte Praxisbezug des amerikanischen Medizinstudiums findet dabei vorwiegend in den letzten beiden Jahren statt. Es gibt jedoch Bestrebungen, die praktischen Anteile und die Patientenkontakte in den ersten beiden Jahren zu erhöhen. Auch an amerikanischen Universitäten ist es möglich, dass der durchschnittliche Student keinen Patienten vor Beginn der *clinical science phase* zu Gesicht bekommt.

Basic science phase. In diesem Abschnitt werden die medizinischen Grundlagenfächer unterrichtet:
- Anatomy,
- Biochemistry,
- Physiology,
- Behavioural Sciences (die Verwandtschaft zur Medizinischen Soziologie und Psychologie lässt sich nicht leugnen), aber auch
- Pathology,
- Microbiology und
- Pharmacology.

Zusätzlich werden Grundlagen in medizinischer Ethik, rechtlichen Rahmenbedingungen, aber auch schon Kenntnisse in Anamneseerhebung und klinischer Untersuchung (*history taking* and *physical examination*) vermittelt.

Organisation: Es gibt auch Vorlesungen (*lectures*), an diese knüpft sich zumeist eine Diskussion und Nahrungsaufnahme an, aber diese haben nicht den Stellenwert wie in Deutschland. Vielmehr findet der Unterricht im lockeren Gruppenverband von 10–30 Leuten statt. Frontalunterricht ist kaum zu finden und wird als ineffizient betrachtet. Die Grundlagen müssen sich die Studenten anlesen. In vielen Quellen wird von den unmenschlichen Leseleistungen (1000 Seiten pro Woche) berichtet, die amerikanische Medizinstudenten erbringen müssen. Das dürfte man getrost als Mythos betrachten.

Je nach persönlichen Vorlieben und Notwendigkeiten setzen sich Kurzlehrbücher, Skripte und Faktensammlungen sehr schnell durch. Die amerikanische Vorklinik ist hart und komprimiert und wenn die amerikanischen Studenten um die deutschen Semesterferien wüssten, dann würden sie uns mit Sicherheit beneiden.

Prüfung: Im Anschluss an diese *basic sciences phase* legt der Student an den meisten *medical schools* ein ausschließlich schriftliches MC-Examen ab, das ***USMLE Step I*** (s. Kap. 3.4.2). Dieser erste Teil des *United States Medical Licensing Examination* entspricht in etwa dem Stoffumfang des Physikums und des ersten Abschnitts der Ärztlichen Prüfung. Damit ist ein amerikanischer Student zu Beginn des dritten Jahres direkt mit einem deutschen Mediziner nach dem 1. Staatsexamen in Regelzeit vergleichbar.

Clinical science phase. Nach bestandenem Examen tritt der Student nun definitiv in den klinischen Teil seiner Ausbildung ein. Damit ändern sich auch die örtlichen Rahmenbedingungen. Das Krankenhaus wird zum Klassenzimmer. Sollte der eine oder andere Leser hoffentlich einmal in einem Krankenhaus in den USA arbeiten – die jungen Menschen mit den obskuren, subjektiv zu kurzen Kitteln – das sind *clinical sciences phase students*.

In den Lehrkrankenhäusern, ***affiliated* oder *associated hospitals***, müssen die ***3rd year students*** ihre acht- bis zwölfwöchigen Pflichtrotationen absolvieren. Diese sog. *core clerkships* umfassen die

- Allgemeinmedizin (*Family Practice)*,
- Innere Medizin *(Internal Medicine)*,
- Neurologie (*Neurology*),
- Chirurgie *(Surgery)*,
- Pädiatrie *(Pediatrics)*,
- Gynäkologie und Geburtshilfe (*Gynecology and Obstetrics)* sowie die
- Psychiatrie (*Psychiatry*).

Organisation 3. Jahr: Neben dem vielzitierten *bedside teaching* ist es v. a. das „*bedside working*“, was den studentischen Alltag ausmacht. Angeleitet von einem zugeteilten Arzt, meistens ein *1st year resident* (s. Kap. 2.2.2), verbringt der Student die meiste Zeit des Tages mit Anamnesen, körperlichen Untersuchungen, Schreiben (*patient notes, progress notes*, etc.), Patientenvorstellungen, Erarbeitung von Differentialdiagnosen, Erstellen von Therapieplänen, Konsiliartätigkeit, usw. Zum einen sollen die Studenten dieses Wissen vermittelt bekommen, zum anderen versuchen die chronisch überarbeiteten und in der Weiterbildung befindlichen *residents* natürlich, sich eines Teils ihrer Verpflichtungen zu entledigen. Je besser sich ein Medizinstudent dabei einfügt, desto mehr und eher wird er auch zu „interessanten" Fällen hinzugezogen bzw. wird angehalten und motiviert, weitere Techniken zu erlernen oder anderweitig gefördert. Die Tage im Krankenhaus sind lang und lernintensiv. Trotzdem führt kein Weg an einer Nachbereitung vorbei, Vorträge müssen zusammengestellt werden und eines ist ganz gewiss – am nächsten Morgen wird der resident wieder „unbequeme" Fragen stellen.

Beurteilung: Am Ende einer Rotation empfangen die Studenten typischerweise eine Beurteilung durch den zugeteilten Arzt. Der Bedeutung dieser Beurteilungen bewusst versuchen *3rd year students* den zeitlichen Ablauf ihrer Rotationen zielgerichtet zu planen. Gerade die Innere Medizin wird gern „geschoben", da sie viel Wissen erfordert, das am Beginn des dritten Jahres noch nicht vorhanden ist.

Organisation 4. Jahr: Das vierte Jahr an der *medical school* ist zugleich das letzte. In *senior clerkships* rotieren die Studenten erneut durch die Hauptfächer, aber Schwerpunkt des letzten Ausbildungsjahres sind die Wahlveranstaltungen, die ***electives***. Hierbei folgt der Student seinen Wünschen und Interessen gerade im Hinblick auf eine Weiterbildung. Es ist daher nicht ungewöhnlich, dass Studenten auch an anderen Hochschulen *electives* durchführen. Der Alltag in diesem Ausbildungsabschnitt unterscheidet sich wesentlich von dem eines *3rd year student*. Die größere Kompetenz führt zu mehr Eigenverantwortlichkeit im Umgang mit Patienten und Material und zu weniger direkter Supervision. Der Vergleich mit dem Praktischen Jahr ist somit naheliegend. V. a. aber ist die finanzielle Belastung zum Ende der Ausbildung extrem, der Student ist versucht, möglichst überall mit Kompetenz, Engagement und Flexibilität zu glänzen, um die dringend benötigten Referenzen zu erhalten. Schließlich verwendet er fast seine ganze Freizeit, sich um eine ***Weiterbildungsstelle*** (*residency position*) zu bemühen. Dies hat bereits im dritten Jahr angefangen, doch nun finden die Interviews im Herbst/Winter des vierten Jahren statt und das USMLE Step II (s. Kap. 3.4.2) wird auch im Frühjahr fällig.

Es gibt allerdings auch *medical schools*, in denen Teile oder auch das ganze 4. Jahr für wissenschaftliches Arbeiten genutzt werden. Dies reduziert dann die Ausbildung in der Klinik am Patienten um einige Monate bis hin zu einem ganzen Jahr.

Prüfung: Wenige Monate trennen den ***4th year/final year student*** in diesem letzten Abschnitt von ***Step II des USMLE*** mit der 2004 neu eingeführten Untergliederung in die Teile *clinical knowledge* sowie *clinical skills* und nicht zuletzt der Teilapprobation.

Am Ende der Ausbildung soll der Student

- über ein breites vorklinisches und klinisches Wissen (Symptome, Differentialdiagnose, Diagnostik, Therapie) verfügen,
- den ethischen, rechtlichen, fachlichen und ökonomischen Rahmenbedingungen entsprechend verantwortungsbewusst und eigenverantwortlich handeln können,
- Anamnese- und Untersuchungstechniken sowie Befunddokumentation beherrschen.

Neben der extrem kondensierten und dennoch hochqualitativen klinischen Ausbildung, die vergleichsweise eine deutlich höhere Belastung darstellt, wird bei direkter Gegenüberstellung des deutschen und des amerikanischen Ausbildungssystems Folgendes deutlich. Die klinische Ausbildung in den USA ist von Anbeginn unmittelbar an der üblichen medizinischen Praxis orientiert – *learning by doing*. Mit dieser Form der Ausbildung soll der Student befähigt werden, Entscheidungen treffen zu können – die überlebenswichtige Voraussetzung in der amerikanischen Weiterbildung.

Die deutsche Ausbildung hingegen ist grundsätzlich auf die Krankheit zentriert; dies ist zwar theoretisch wertvoll, aber wenig hilfreich beim ersten Bereitschaftsdienst.

2.2.2 Weiterbildung

Graduate Medical Education – Residency

Teilapprobation. Nach erfolgreichem Studienabschluss und bestandenem zweitem Abschnitt des USMLE verleiht die *medical school* dem Studenten den Titel eines ***Medical Doctor*** (MD). Damit erhält der frischgebackene Arzt eine Teilapprobation (*restricted medical licensure*), die ihn ermächtigt, eigenverantwortlich unter qualifizierter Aufsicht tätig zu werden.

Vollapprobation. Um die begehrte Vollapprobation zu erhalten, ist in den meisten Bundesstaaten eine Pflichtweiterbildungstätigkeit von einem Jahr Dauer erforderlich, manchmal auch länger (2–3 Jahre), die sehr häufig mit einem Weiterbildungsprogramm klarer Ausrichtung gekoppelt ist. Nach dem bestandenen ***Step III des USMLE*** und nach Ableistung der Pflichtweiterbildung kann die Vollapprobation bei dem zuständigen *state board* (*State Board of Medical Examiners*, SBME, andere Bezeichnungen sind häufig) beantragt werden. Die *state boards* der verschiedenen Bundesstaaten erkennen die *unrestricted medical licensures* i. d. R. gegenseitig an.

Da die Länderhoheit in den USA noch bedeutsamer ist als in Deutschland, müssen alle Dokumente bei Aufenthalt und Tätigkeit in einem anderen Bundesstaat auch neu beantragt werden.

Facharztausbildung. Aber auch in den USA ist ein vollapprobierter Arzt ohne „Facharzt" nichts Halbes und nichts Ganzes, weshalb die geforderte Pflichtweiterbildung in der alltäglichen Praxis eine untergeordnete Bedeutung genießt, weil eine Spezialisierung ohnehin angestrebt wird. Die amerikanische Weiterbildung ist klar strukturiert, praktisch orientiert und hervorragend organisiert. Das bestätigen „Heimkehrer" immer wieder. Die Programmdirektoren sind um ein möglichst attraktives Bildungsangebot bemüht, denn die Konkurrenz ist groß. Für die Hospitäler sind die *residents* preiswerte und flexibel einsetzbare Arbeitskräfte, denn sie leisten einen Dienst (*service*) an der Gemeinschaft (*community*) und erhalten im Gegenzug eine unterdurchschnittliche Bezahlung, gemessen an ihrer Ausbildungsdauer, aber eine anerkannte und hochwertige Weiterbildung. Um jedoch möglichst gute Bewerber zu rekrutieren und über die Weiterbildungszeit zu binden, müssen sich die Programmdirektoren sehr strecken.

Nach Beendigung der drei- bis fünfjährigen Facharztausbildung kann der Arzt durch eine Prüfung das *board certificate* von dem jeweiligen *specialty board* erlangen und somit den Facharztstatus erhalten. Das *board certificate* ist hierbei ein Qualifizierungsnachweis, dessen praktische Konsequenz ein besseres Gehalt ist. Als Berufskollege wird der ehemalige Student und spätere *resident* nun als gleichwertig betrachtet (s. ◘ Abb. 2.2).

Bewerbung für den Facharzt. Die Bewerbungsphase für die Weiterbildungsprogramme beginnt schon 1 Jahr vor dem Abschluss an der *medical school.*

- Für die Auswahl der Programme nutzen die Studenten das ***Graduate Medical Education Directory*** („*Green Book*"), welches jährlich von der AMA neu aufgelegt wird. Darin enthalten sind die wesentlichen Informationen für die Weiterbildung und die angebotenen Programme.
- Eine weitere Informationsquelle ist die AMA-FREIDA-Datenbank.

Mundpropaganda und die zahlreichen *residency review*-Webseiten im Internet helfen, die Informationen zu bewerten.

Erstes Weiterbildungsjahr. Das erste Jahr nach dem Examen wird aus Gewohnheit immer noch als *internship* bezeichnet. Die offizielle Bezeichnung wäre jedoch ***post-graduate year 1*** (PGY-1) oder ***first year residency.*** Je nach gewünschter Spezialisierung und Weiterbildungsprogramm kann das erste Jahr bereits fester Bestandteil eines mehrjährigen Weiterbildungsprogramms sein. Ebenso kann dieses Jahr den gewohnten Rotationscharakter aufweisen und wird als ***preliminary*** oder ***transitional year*** bezeichnet.

- Das *preliminary year* ist bei bestimmten Spezialisierungen erforderlich. Ein größerer klinischer Erfahrungsschatz soll Fachidiotie entgegenwirken.
- Ein *transitional year* mit dem Ziel der Vollapprobation bietet die Möglichkeit, das Wissen und den Erfahrungsschatz zu vergrößern, ohne sich an eine bestimmte Fachrichtung zu binden.

Mit der Entscheidung muss sich der *resident* erneut bewerben, diesmal jedoch für ein *advanced* oder *resident program.*

Ablauf in der Klinik: Mit Antritt der Weiterbildungsstelle ist die Schonzeit vorbei. Stand beim Status „Medizinstudent" die Ausbildung im Vordergrund, ist der *first year resident* (umgangssprachlich *intern)* in erster Linie ein Arbeitstier, das unter Aufsicht, aber letztendlich eigenverantwortlich das gesamte Spektrum der ärztlichen Tätigkeit erbringt. In der ersten Zeit besteht großes Verständnis für Unsicherheiten und Eingewöhnungsschwierigkeiten, doch mit der Zeit steigen auch die Erwartungen.

Der stationäre Alltag unterscheidet sich nicht wesentlich vom deutschen. Am frühen Morgen kommt der Arzt in die Klinik, informiert sich über die Befindlichkeiten und Befunde der Patienten, bereitet die Visite vor (*rounds*). In der Visite stellt er die Patienten den älteren *residents* sowie dem *attending* (s. Kap. 2.3.2) vor und bespricht Anordnungen, Diagnostik und Therapievorschläge. Nach der Visite oder in der Visitenpause verfasst der Arzt Berichte. Mittags findet in vielen Krankenhäusern eine *noon conference* statt. Die ein- bis eineinhalbstündige Veranstaltung dient der Weiterbildung über ein spezifisches Thema und versorgt die Teilnehmer mit kostenlosem Essen und Getränken. Am Nachmittag sind weitere Visiten möglich, er wird aber vorwiegend für *paperwork* und liegengebliebene Arbeiten genutzt. Neben der stationären Versorgung betreuen die Ärzte in kleineren Häusern oft noch die *outpatient clinic*, was am ehesten einer Ambulanz/Poliklinik entspricht, oder sind für die Rettungsstelle zuständig. Die Patienten sind oft einbestellt. In den operativen Fächern ist das OP-Programm ebenfalls durchzuführen, weshalb die Arbeitsbelastung, wie überall, dort i. d. R. höher ist.

Private Auswirkungen: Die hohe Arbeitsbelastung von 60–80 Sunden regulärer Arbeitszeit plus 20–40 Stunden Bereitschaftszeit pro Woche fordert ihren Tribut. Schlafmangel, falsche und Mangelernährung und fehlender Freizeitausgleich wirken sich massiv auf die Gesundheit, das ohnehin angeschlagene soziale Umfeld und die Persönlichkeitsstruktur aus. Freizeit ist Schlafzeit, das ist das Allererste, was der junge *resident* lernt.

Probleme: Ganz besonders bedenklich in dieser Zeit ist die Fehlerrate. Diese ist der Ausbildung natürlich zuträglich, denn wie allgemein bekannt, lernt man aus Fehlern weitaus besser als durch Nachahmung oder Abstraktion und hierin liegt sicherlich auch mit ein Grund für die kürzeren Weiterbildungszeiten. Die bestehenden ethischen Grundsätze des ärztlichen Berufsstandes widerstreben aber einer solchen Entwicklung. Mehr als die Ethik hat die Klagefreudigkeit der Amerikaner in den letzten Jahren Staub aufgewirbelt und für eine beginnende Auseinandersetzung mit den Arbeitszeiten geführt. Dieser auch für Deutschland erfreulichen Entwicklung steht leider eine große Lobby von Ärzten entgegen, die mit der Einstellung „*Just deal with it. We did.*" die notwendigen Reformen behindern.

Zweites Weiterbildungsjahr. Die Verantwortung und Anerkennung der Kollegen wächst in diesem Abschnitt, man ist nun einer von ihnen, die Zahl der Nachtdienste schrumpft ein wenig oder können gelegentlich zu Hause (*on campus*) abgeleistet werden und das aus amerikanischer Sicht und unter Berücksichtigung der hohen Verschuldung bescheidene Gehalt von 30.000–45.000 US-Dollar steigt auch ein wenig. V. a. aber sind nun die neuen *interns* (PGY-1) da, an die der *junior resident* die ungeliebten Arbeiten delegieren kann.

Drittes Weiterbildungsjahr. Ab jetzt wird man als ***senior resident*** betrachtet, die Bezeichnung erhält man jedoch erst im letzten Weiterbildungsjahr. Als *senior* hat man oft schon seinen eigenen Patientenstamm, den man eigenverantwortlich und nahezu ohne Rücksprache betreut. Und man wird von den *interns* und den *junior residents* konsultiert. Der persönliche und fachliche Status in der Einrichtung steigt. Man ist mittlerweile wesentlich wertvoller für das Krankenhaus geworden und das Einkommen (*compensation*) wird dem nicht ansatzweise gerecht. Die verstärkte Einbindung in Lehre, Organisation und Forschung entspricht dem Vertrauen, was man sich im Lauf der Jahre erworben hat. Natürlich denken die Krankenhäuser dabei eigennützig an den eigenen Personalstand und an eine gute Bindung des potentiellen Belegarztes.

Wissenschaftliches Arbeiten. Anders als in Deutschland findet die Wissenschaft wenig Platz während der klinischen Aus- und Weiterbildung. Im *college* und teilweise in der *basic science phase* der *medical school* ist wissenschaftliches Arbeiten ein wichtiges und zeitraubendes Profilierungsmittel. Doch bereits in der *clinical science phase* des Medizinstudiums ist die zeitliche Belastung so hoch, dass die allermeisten Medizinstudenten, auch die leidenschaftlichsten Forscher, die wissenschaftliche Tätigkeit aufgeben und viele sie auch nie wiederaufnehmen (sofern das an der gewählten Ausbildungsstätte möglich ist).

Oft und leider zu Recht äußern sich die Grundlagenforscher leicht herablassend über die wissenschaftliche Qualifikation der jungen amerikanischen Medizinstudenten und Ärzte, die entsprechend der finanziellen

Belastung ihre Prioritäten setzen und eine Forschungstätigkeit nur in Betracht ziehen, wenn es ihnen in irgendeiner Hinsicht nützt.

Gelegentlich fordern die *medical schools* ein gewisses Kontingent an *labwork* für einen erfolgreichen Abschluss. Doch i. allg. kommt erst der *resident* (s. Kap. 2.3.3) wieder mit der Forschung, v. a. der klinischen Forschung, in Kontakt. Abhängig vom Weiterbildungsprogramm sind wissenschaftliche Anteile in der Weiterbildung möglich oder sogar erforderlich. Und je höher das Ansehen des Krankenhauses, in dem die Weiterbildung absolviert wird, desto höher ist natürlich auch der Publikationsdruck auf den Arzt.

Aus amerikanischer Sicht ist der deutsche approbierte und promovierte Arzt, also der Doctor medicinalis, ein „*Medical Doctor who published a doctoral thesis and received a doctoral degree from University XYZ*". Er ist also ein MD/Ph. D. Die Bedeutung dessen kann nicht genug betont werden. In den USA ist das eine immer noch ziemlich seltene Titelkombination, die auf kürzestem Weg über ein sog. ***Joint Degree Program*** erworben werden kann. Ein Bewerber weist damit eine wissenschaftliche und medizinische Qualifikation auf, die in den USA relativ selten und teuer ist, aber auch und deswegen mit höheren Gehältern vergütet wird.

Weitere Spezialisierung – *Subspecialties*

Die beeindruckende und bedrohlich wirkende Wissensvermehrung in den *Life Sciences* incl. der Medizin führt zu einer Entwicklung, die es nötig macht, die Gebietsbezeichnungen oder *specialties* zu reformieren. Gleichzeitig wird es dadurch aber auch möglich, sich durch den gezielten Erwerb von fachübergreifendem oder stark fokussiertem Spezialwissen die höchstmögliche Kompetenz in einem Sektor zu schaffen und zu bewahren, was sich wiederum in der Verbesserung der Einkommenssituation niederschlägt.

Der von sehr vielen *board certified physicians* angestrebte Karriereweg wird meist direkt im Anschluss an die *residency* begonnen. Die sog. ein- bis dreijährigen ***fellowships*** sind oft eng an eine klinische Tätigkeit geknüpft, können aber auch davon losgelöst und ausschließlich im Forschungsbereich verankert sein (s. a. ◘ Abb. 2.2). Das Einkommen ist um 20–40 % höher als während der Weiterbildung.

2.3 Gesundheitssystem der USA

Gesundheit ist das höchste Gut, doch Krankheit kann sich niemand leisten. Dieser Satz beschreibt sehr treffend die Situation des amerikanischen Gesundheitsbewusstsein und des Gesundheitssystems. Jeder technologische Fortschritt wird umjubelt und gepriesen, jeder neue Ansatz zelebriert, das

Beste ist gerade gut genug und natürlich teuer. Erst in der jüngsten Zeit ist Kritik laut geworden am „Gesundheitswahn" der Amerikaner, der eine der größten Industrien beständig nährt. Auch sind die Haushaltsaufwendungen der amerikanischen Regierung gemessen am Bruttoinlandsprodukt mit über 14 % weltweit am höchsten. Die seit langem profitorientierte medizinische Versorgung hat mit zu einer Situation beigetragen, in der eine grundlegende medizinische Versorgung für die unteren sozialen Schichten nicht finanzierbar ist.

Die Kosten für medizinische und pflegerische Leistungen sind, grob gesagt, durchschnittlich zwei- bis viermal höher als in Deutschland. Die Gründe sind vielfältig. Deregulation ist eine amerikanisch-republikanische Tradition und soll zu einer kosten- und nutzenoptimierenden Wettbewerbssituation führen. Die Furcht vor Krankheit, Siechtum und Tod ist aber eine starke Motivation, die eine geregelte Beziehung von Angebot und Nachfrage nicht zulässt. Die Einkommen des medizinischen Personals sind der Ausbildungsdauer, der Qualifikation und dem wirtschaftlichen Nutzen angepasst und damit wesentlich höher als in Deutschland. Letztendlich lässt das amerikanische Rechtssystem Klagemöglichkeiten und Schadenssummen zu, deren Absicherung unglaublich hohe Versicherungsprämien verschlingt.

Ein regelmäßiger Besuch beim Arzt mit der ganzen Familie, eine chronische Krankheit oder ein chirurgischer Eingriff verursachen Kosten, die für die meisten amerikanischen Haushalte schwer zu verkraften sind. Private Krankenversicherungen sind ausgesprochen teuer, gerade bei 100 %iger Kostenübernahme, weshalb in den USA eine Krankenversicherung über den Arbeitgeber angestrebt wird (*health and dental benefits*). Aber nur mittlere und größere Unternehmen bieten dieses konjunktur- und jobabhängig an. V. a. im ambulanten Bereich beruht das Abrechnungssystem auf der Vorleistung des Patienten, der nach Auslage der Behandlungskosten diese von der Versicherungsgesellschaft oder dem Arbeitgeber zurückfordert. Nicht selten hat eine Zahlungsverweigerung einen finanziellen Bankrott zur Folge, der die Kreditwürdigkeit stark schädigt. Und das Schlimmste, was einem in dieser Situation passieren kann, ist eine *„bad credit history"*.

Obwohl die Frage nach der Krankenversicherung Standard und Klassenmedizin in den USA Realität ist, so sollte doch etwas Licht in dieses unangenehme Szenario gebracht werden. Patientenabweisungen sind in den USA nichts Ungewöhnliches. Aber gerade in Krankenhäusern der Primärversorgung werden oftmals alle Patienten behandelt, unabhängig davon, ob sie versichert sind oder nicht. Über die Qualität dieser Behandlung ließe sich streiten, dennoch kommen die amerikanischen Ärzte ihrer ethischen und sozialen Verpflichtung nach.

2.3.1 Versicherungswesen

Eine gesetzliche Krankenversicherungspflicht wie in Deutschland gibt es in den Vereinigten Staaten nicht. Ungefähr 20 % der amerikanischen Bevölkerung sind nicht krankenversichert. Weitere 20 % haben minderwertige Versicherungspolicen, die nur einen mangelhaften Schutz bieten.

Private Versicherungen. Den Mammutanteil im privaten Versicherungssektor haben die ***non-profit-Organisationen***, wie *Blue Cross* und *Blue Shield*, und die ***Health Maintenance Organisations*** (HMOs). Dabei werden Sonderverträge mit Kliniken und Praxen geschlossen, die vergünstigte Leistungen ermöglichen bzw. Versorgungsstrukturen selbständig betrieben. Trotz Risiko-, Struktur- und Kostenoptimierung arbeitet nur ein Teil der HMOs profitabel.

Staatliche Versicherungen. Daneben existieren noch die staatlichen Programme der sozialen Absicherung im Krankheitsfall. Dabei handelt es sich um ***Medicare*** für ältere Bürger und ***Medicaid*** für sozial Schwache und Bedürftige. *Medicare* bezuschusst maßgeblich die medizinische Ausbildung, v. a. die Weiterbildung.

2.3.2 Ärztliche Versorgung

In den USA sind ungefähr 600.000 Ärzte tätig. Statistisch gesehen versorgt ein amerikanischer Arzt aber mehr Patienten als ein deutscher Kollege. Die häufig geäußerte Meinung, in Amerika gäbe es keine „Ärzteschwemme“ wie im Deutschland der 90er Jahre, ist jedoch nicht haltbar. „Ärzteschwemme“ und „Ärztemangel“ gehen dort Hand in Hand. Die Vereinigten Staaten kämpfen seit langem mit dem Problem der Gegensätze in der medizinischen Versorgung zwischen städtischen und ländlichen Gebieten. Während in den urbanen Zentren und Vororten die Zahl der Ärzte und v. a. der Spezialisten überproportional hoch ist, sucht man dort, wo sich Fuchs und Hase Gute Nacht sagen lange oder vergeblich nach Fachkräften. Trotz Lockkampagnen für einheimische und ausländische Ärzte ist die Migrationstendenz in die rurale Versorgung negativ. Eine ganz ähnliche Entwicklung läuft momentan in rasantem Tempo im Osten Deutschlands ab.

Obwohl die amerikanischen *medical schools* nur etwa 30–40 % mehr Ärzte ausbilden als die hiesigen Fakultäten, kann der mehr als doppelte Bedarf durch den ständigen Zuzug ausländischer Ärzte gedeckt werden. Seit Mitte der Siebziger Jahre ist dieser Zustrom von zum großen Teil aus Asien stammenden Ärzten durch die Gesetzgebung sehr stark kontrolliert.

Erwartungsgemäß ist in den 90er Jahren eine heftige Diskussion geführt worden, wie sich die Qualität der medizinischen Ausbildung anderer Länder bewerten ließe, denn neben den sprachlichen und kulturellen Barrieren wurde den ausländischen Ärzten ein Kompetenzdefizit nachgesagt. Diesen leider nicht immer vorurteilsfreien Behauptungen wurde folgegeleistet. In der Gegenwart wird die Qualität der Ausbildung durch das ***ECFMG*** (*Educational Commission of Foreign Medical Graduates*, www.ecfmg.org) beurteilt. Um sich für eine ärztliche Tätigkeit und Weiterbildungsmöglichkeit zu qualifizieren, muss jeder Kandidat ***Step I und II CK/CS des USMLE*** absolvieren (s. Kap. 3.4.2, 3.4.3).

Organisation

Nach der Weiterbildung verbleibt ungefähr ein Zehntel der Ärzte fest angestellt im Krankenhausbetrieb. Der Rest geht in die Niederlassung als ***office based physician***. Obwohl das Zahlenverhältnis nicht ganz stimmt, entsteht der Eindruck, dass die Struktur der medizinischen Versorgung der deutschen sehr ähnlich wäre. Tatsächlich findet man in den USA gewohnte Strukturen wie Einzelpraxen, Praxisgemeinschaften, Gemeinschaftspraxen, Ärztehäuser und anderes. Durch das starke Belegarztsystem ist die Verzahnung von ambulanter und klinischer Betreuung viel stärker. 90 % der niedergelassenen ***patient care physicians*** haben einen Vertrag mit einem, manchmal mehreren Krankenhäusern. Die Modelle und Verpflichtungen sind dabei vielfältig. Die Extreme liegen in der Anmietung von Krankenhauseinrichtungen und -leistungen bei separater Liquidation und reichen bis zu leistungsabhängiger Vergütung mit Erstattung eines Basisaufwandes bei fließendem Übergang zwischen Klinik und Ambulanz. Grundsätzlich betreut ein Arzt im Belegarztsystem den gleichen Patienten ambulant und stationär. Was in den operativen Fächern nur recht und billig erscheint, funktioniert in den nicht-operativen Fächern ebenfalls sehr gut, auch wenn sich hier Ambulanz und Klinik weniger überschneiden. Ein *hospital contract* ist auch ein Qualitätsmerkmal und Aushängeschild für den Arzt; er wird daran zu Recht oder Unrecht bewertet.

Die angestellten Fachärzte einer Klinik und die Belegärzte bilden den ***attendig staff***. Daher rührt auch der Begriff des *attending*, der in einschlägigen Romanen und aus vielen Erfahrungsberichten bekannt ist. Obwohl die in der Weiterbildung befindlichen Ärzte, die *residents*, ebenfalls angestellt sind, werden sie als *house staff physicians* bezeichnet.

Durch die sehr hohe und vergleichsweise enge Spezialisierung und Subspezialisierung ist der Zusammenschluss von Praxisbetrieben für amerikanische Ärzte noch lukrativer. Es gibt geringe Kompetenzüberschneidungen, und die amerikanischen Patienten haben i. allg. einen hohen Qualitätsanspruch und suchen gezielt Spezialisten auf. Durch eine Kooperation vergrößert sich der Patientenpool, die Leistungsbreite und die Wertschöpfung.

Der ambulante Bereich hat ohnehin einen höheren Stellenwert als in der Bundesrepublik. Durch die hohen Kosten besteht seitens der Versicherungen ein großer Druck, den personal-, technik- und verwaltungsintensiven Stationsbetrieb zu umgehen und zu reduzieren. Viele Eingriffe werden daher ambulant vorgenommen, in Arztpraxen oder den Ambulanzen der Krankenhäuser (*outpatient clinic*). Sind Eingriffe unweigerlich mit einer stationären Einweisung verbunden, so findet man im amerikanisch-deutschen Vergleich bedeutend kürzere Liegezeiten. Der häufige Einwand der „blutigen Entlassung" muss natürlich geprüft werden, ebenso jedoch auch die teilweise lange Verweildauer deutscher Patienten, v. a. im geriatrischen Bereich.

Verwaltung

Ähnlich der Ärztekammern auf Länder und auf Bundesebene in Deutschland übernimmt die in Chicago, IL, ansässige ***AMA*** die Vertretung der Interessen der amerikanischen Ärzte und auch der Medizinstudenten (s. a. Kap. 2.2.1). Sie bildet dabei eine standespolitische Vertretung nach außen, deren Legitimation strittig ist, da ein Beitritt nicht obligat ist. Die AMA und deren Gremien

- überwachen die medizinische Aus- und Weiterbildung,
- erstellen die Richtlinien für Struktur und Inhalte,
- beeinflussen die Ausbildungskapazität und
- sind direkt verantwortlich für die Zulassung von *medical schools* und *residency programs*.

Das Medium der AMA ist das ***Journal of the American Medical Association*** (JAMA) und dessen Ableger für Medizinstudenten, ***msJAMA***. Das wöchentlich erscheinende JAMA ist mit dem Ärzteblatt vergleichbar. Hier finden sich Forschungsergebnisse, Zahlen und Statistiken, Vorstellungen von Krankheitsbildern, gesundheits- und standespolitische Auseinandersetzungen. Das auch kostenlos online im Volltext erhältliche msJAMA (http://jama.ama-assn.org/ms_current.dtl) zeigt einen guten Einblick in die aktuellen Themen und die Vorstellungswelt amerikanischer Medizinstudenten und junger Ärzte.

Info

Das JAMA ist in den meisten medizinischen Bibliotheken erhältlich. Das msJAMA liest man am besten online. Beide zusammen bieten einen hervorragenden Einblick in Medizin, Gesundheitswesen, Menschen und Vorstellungen.

2.3.3 Ärztealltag und Einkommen

Arbeitstag. Der Alltag eines ***Facharztes*** unterscheidet sich ganz enorm von dem vorher beschriebenen Alltag eines *residents*. Zum einen ist da das Gehalt, was sich mit dem Erhalt des *board certificate* mehr als verdoppelt, zum anderen ist man in Festanstellung, als Belegarzt oder als ungebundener Praxisarzt nun viel flexibler bei der Zeitgestaltung. Die ärztliche Tätigkeit bleibt natürlich prinzipiell unverändert. Das Profil der Tätigkeiten, die ein Facharzt verrichtet, ist verständlicherweise hochwertiger als das eines *residents*, der zwar im Laufe der Weiterbildung an Status gewinnt, aber immer noch ungeliebte Arbeiten ausführen muss.

Abgesehen von Chirurgen, die chronisch früh aufstehen, ist es das Privileg der *attendings*, sehr viel später im Krankenhaus zu erscheinen, zumindest später als die *residents*. Ebenso ist es Privileg gegen 16 Uhr wieder fort zu sein. Eine verallgemeinernde Aussage ist schwierig. Ist man auf dieser Karrierestufe angelangt, hat man sich bereits um Vieles verdient gemacht und genießt den Respekt und die Anerkennung des Berufsstandes. Die Arbeitszeitmodelle sind sehr verschieden und orientieren sich an den persönlichen Vorstellungen und den örtlichen Gegebenheiten. Wer viel arbeiten will, der wird nicht gehindert. Gleitende Arbeitszeit – warum nicht. So bürokratisch und restriktiv amerikanische Verwaltungen oftmals sind, so bemerkenswert einfach ist doch manchmal alles möglich.

Einkommen. Die Einkommen (Basiseinkommen ohne Zusatzleistungen) während der Weiterbildung (*residency*) bewegen sich ca. zwischen 30.000 und 45.000 US-Dollar. Nach Erhalt des *board certificate* bzw. nach Beendigung eines *fellowships* liegt die Untergrenze für Einstiegsgehälter bei 90.000 US-Dollar, die Obergrenze bei ungefähr 300.000 US-Dollar. Nach drei Jahren Praxis sind die Gehälter auf durchschnittlich 140.000–400.000 US-Dollar gestiegen, abhängig von Ort und Spezialisierung (◘ Abb. 2.3, 2.4). Ärzte, die im akademischen Bereich, also an der *medschool*, tätig sind, haben ein durchschnittlich höheres Gehalt, als die Kollegen in den Krankenhäusern und Praxen. Zusätzlich verbreitert sich die Gehaltskluft zwischen den Fachärzten der Primärversorgung (*Family Medicine, Internal Medicine, Gyn/OB, Pediatrics, Psychiatry*) und den Fachärzten der operativen Gebiete und der kleinen Fächer. Fazit: Nach abgeschlossener Aus- und Weiterbildung zum Arzt verdient man richtig gutes Geld. Ein direkter Vergleich der deutschen und der amerikanischen Gehälter ist sehr schwierig durch die unterschiedliche Kaufkraft und unterschiedliche Lebenshaltungskosten. Man kann jedoch davon ausgehen, dass amerikanische Mediziner, speziell in Anstellung, ein besseres Auskommen haben.

Die größte Sorge der amerikanischen Kollegen, wie unlängst eine Umfrage von Merrit und Hawkins bei Ärzten im Alter von 50 Jahren und mehr ergab, ist *managed care* oder Gesundheitsmanagment/Gesundheitsökonomie. Das derzeit turbulente Versicherungswesen ist mit den gleichen Problemen konfrontiert wie in Deutschland und versucht auf jede erdenkliche Weise die Kosten zu senken und die Produktivität zu Spitzenwerten zu führen. Durch die vielen verschiedenen Konditionen der Versicherer ist der administrative Anteil an der ärztlichen Tätigkeit ebenfalls in die Höhe geschnellt. Die mit dem Dienstleistungsmodell *Fee-for-Service* verwöhnten Berufskollegen empfinden *managed care* größtenteils als Verschlechterung der Qualität der Versorgung. Ungefähr die Hälfte würde den Karriereweg Medizin nicht noch einmal beschreiten und den eigenen Kindern davon abraten.

Aus der gleichen Untersuchung ging jedoch auch hervor, dass die größte persönliche Belohnung/Erfüllung der Ärzte die Beziehung zu und der Umgang mit den Patienten ist.

Median compensation for physicians in the four regions of the United States

Compiled from American Medical Group Association's *2002 Medical Group Compensation & Productivity Survey.*

Median compensation is listed for each specialty and region—with the number of physician responses.

	EAST		WEST		SOUTH		NORTH	
SPECIALTY	Physicians	Median	Physicians	Median	Physicians	Median	Physicians	Median
Allergy	15	$190,769	64	$191,632	27	$198,733	85	$192,000
Anesthesiology	206	$253,082	211	$254,870	154	$277,149	374	$282,501
Cardiology (General)	105	$243,000	158	$274,728	151	$322,859	309	$292,500
Cardiac & Thoracic Surgery	29	$433,958	32	$326,294	30	$407,834	109	$400,000
Critical Care Medicine	12	$191,406	6	**	49	$187,934	54	$218,000
Dermatology	52	$204,283	160	$235,826	64	$240,446	178	$212,473
Diag Radiology (Interv'l)	35	$244,764	61	$289,577	19	$355,759	225	$356,001
Diag Radiology (Non-interv'l)	95	$362,681	171	$263,215	99	$295,000	190	$330,000
Emergency Medicine	86	$207,404	249	$204,508	77	$203,600	270	$204,172
Endocrinology	55	$140,800	67	$164,584	41	$171,730	125	$182,813
Family Medicine	377	$139,451	670	$147,982	624	$147,002	1,444	$145,932
Family Medicine (w/OB)	25	$152,320	47	$170,093	4	**	336	$159,015
Gastroenterology	69	$225,000	149	$246,181	113	$269,073	281	$246,500
General Surgery	96	$235,805	213	$234,555	147	$265,112	382	$272,469
Gynecology & Obstetrics	158	$213,993	408	$211,532	259	$248,000	413	$255,989
Hematology/Oncology	66	$204,076	108	$202,076	66	$246,458	244	$208,149

Abb. 2.3. Mittleres Einkommen von amerikanischen Ärzten, nach Fachrichtung und Region geordnet. Quelle: The 2002 AMGA Medical Group Compensation and Productivity Survey

Infectious Disease	36	$144,353	37	$166,355	29	$188,444	96	$165,034
Internal Medicine	541	$148,517	1,487	$151,489	617	$158,310	1,519	$149,306
Neonatology	18	$201,698	22	**	28	$221,034	58	$206,237
Neurology	58	$167,117	109	$167,172	83	$183,000	309	$192,000
Neurological Surgery	22	$320,180	26	$384,350	19	$422,303	91	$396,250
Occupat'l/Environmental Med	10	$144,863	70	$161,708	26	$160,658	94	$173,126
Ophthalmology	56	$233,484	152	$222,858	77	$262,018	206	$273,777
Orthopaedics	15	$254,666	4	**	18	$237,224	13	$206,215
Orthopaedic Surgery	66	$278,000	186	$301,975	114	$330,352	266	$359,500
Otolaryngology	86	$240,034	135	$226,753	97	$280,695	174	$281,895
Pathology	74	$201,402	102	$203,381	29	$240,000	157	$237,250
Peds/Adolescent Med	246	$145,938	672	$151,559	524	$146,981	710	$148,275
Physical Med & Rehab	8	**	51	$161,042	25	$179,040	120	$182,750
Plastic & Reconstructive Surg	29	$253,310	45	$288,427	28	$282,720	67	$304,821
Psychiatry	76	$147,081	179	$160,284	51	$163,480	277	$163,697
Pulmonary Disease	49	$185,000	63	$218,354	78	$223,311	119	$211,062
Rheumatology	34	$157,352	86	$166,548	55	$172,529	120	$170,240
Urgent Care	21	$144,530	126	$149,825	24	$183,351	162	$164,003
Urology	43	$261,000	121	$243,389	104	$291,516	209	$315,250
Vascular Surgery	23	$276,500	32	$271,731	17	$329,780	40	$303,469

Regional Designations

EAST - CT, DE, DC, ME, MD, MA, NH, NJ, NY, NC, PA, RI, VT, VA, WV

WEST - AK, AZ, CA, CO, HI, ID, MT, NV, NM, OR, UT, WA, WY

SOUTH - AL, AR, FL, GA, KS, KY, LA, MS, MO, OK, SC, TN, TX

NORTH - IL, IN, IA, MI, MN, NE, ND, OH, SD, WI

The *2002 AMGA Medical Group Compensation and Productivity Survey* was compiled from data submitted by 242 medical groups from across the nation. These medical practices reported data for 31,271 physicians, for an average of 130 physicians per group.

** Data is excluded if there were fewer than 10 provider or three organizational responses.

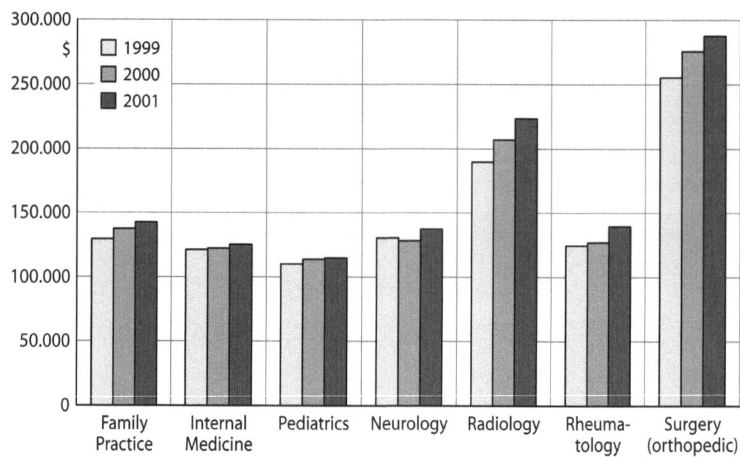

Abb. 2.4. Mittlere Einkommensentwicklung ausgewählter Fachrichtungen aus dem Primary (Family Practice, Internal Medicine, Pediatrics) und dem Secondary Care-Bereich. Quelle: MGMA Academic Compensation and Production Survey Report for Faculty & Management

Aus- und Weiterbildungsmöglichkeiten für deutsche Mediziner

3.1 Voraussetzungen und Bewerbung allgemein

Der gedankliche Schritt über den „Großen Teich“ ist in den Köpfen vieler junger Mediziner beheimatet und wird mit unterschiedlichen Motivationen, Interessen und Ambitionen in vielerlei Formen umgesetzt, worauf später noch näher eingegangen wird. Bei den amerikanischen Institutionen finden sich viele immer wiederkehrende Parameter in den Anforderungen, die an die Bewerbungen aus dem In- und Ausland gestellt werden.

Es ist ein offenes Geheimnis der Auslandssprechstunden, dass jeder neue Interessent, unabhängig von den persönlichen Vorstellungen, oft mit den gleichen Fragen an die Mitarbeiter herantritt. Daher werden in den folgenden Kapiteln die redundanten Informationen gebündelt, gefolgt von den Spezifika der unterschiedlichen Möglichkeiten.

Weiterhin ist es wichtig Eines klarzustellen: Die US-amerikanischen Universitäten und Krankenhäuser wollen und brauchen den deutschen Mediziner nicht! Zahlenmäßig ist die amerikanische Bevölkerung bestens mit angestellten und selbständigen Ärzten versorgt und die Ausbildungskapazitäten sind auch ausgefüllt. Tagtäglich werden die *admission offices* mit Bewerbungen aus der ganzen Welt, vornehmlich aus dem asiatischen Raum, in der Hoffnung bombardiert, ein Ticket in das Land der unbegrenzten Möglichkeiten zu erhalten, den *American Dream* zu leben. Darum ist es auch leicht verständlich, dass die Anforderungen an einen Bewerber jedes Jahr ein wenig steigen. Die Ressourcen sind begrenzt und die Amerikaner sind mit der Möglichkeit gesegnet, die Crème de la Crème von dieser Bewerberflut abzuschöpfen. Dennoch genießt der deutsche Mediziner einen guten Ruf und heutige Generationen von jungen Medizinern haben eine Ausbildung genossen, die auf einem hohen Niveau konkurrenzfähig ist.

3.1.1 Voraussetzungen

Sprachkenntnisse. Eine profunde Kenntnis der englischen Sprache ist eine wertvolle Hilfe bei der Organisation eines Aufenthaltes in den USA, manchmal ist sie unabdingbar. Das sog. Schulenglisch ist normalerweise nicht ausreichend. Die Amerikaner sind aufgrund ihrer Geschichte und Kultur sehr kulant, weil sie schlichtweg an ausländische Sprechweisen und Akzente gewöhnt sind; so ist es immer eine Überraschung und ein Bonus, über eine gute verbale Ausdrucksfähigkeit zu verfügen. Im Schriftverkehr wird ein Mindeststandard jedoch erwartet. Die größten Schwierigkeiten sind beim akustischen Verständnis und beim fachspezifischen Englisch zu erwarten.

- Es empfiehlt sich hier Kinobesuche und DVD-/Videoabende für die Aufbesserung des akustischen Verständnisses zu nutzen.
- Auch das Fernsehen kann hier von Vorteil sein (CNN/BBC), aber oftmals ist das verwendete Englisch zu britisch.
- Das Lesen amerikanischer Zeitschriften, wie Newsweek oder Time Magazin, ist nützlich, um den passiven Wortschatz zu vergrößern.

Info

„Jay Leno's Late Night Show" (NBC) und „Larry King LIVE" (CNN) bieten einen guten Einblick in das Tagesgeschehen in den USA bei hervorragender akustischer Bahnung. Gute Vorbereitung für Telefonate.

Eine weitere Schwierigkeit ist das *medical english* und der Abkürzungswahn der Amerikaner. Es ist hilfreich, aber keinesfalls notwendig, amerikanische Lehrbücher zu benutzen. Für die Durchführung und Vorbereitung von klinischen Tätigkeiten sind jedoch folgende Materialien zu empfehlen.

Checkliste

- Peter Gross „Medical English"
- Lynn S. Bickley, Peter Szilagyi "Bates' (Pocket) Guide to Physical Examination and History Taking"
- Peter Reuter „Kompaktwörterbuch Medizin"

Merke

Einige der beliebten Pockets und Pocketcards von BBV gibt es auch in einer US-Edition, u. a. *Drugs, Antibiotics, Medical Abbreviations, ECG, Medical Spanish* (www.media4u.com).

Persönlichkeit. Motivation, Energie, Ausdauer, Engagement, Selbstvertrauen, Durchsetzungswillen und -fähigkeit sind die wesentlichen Eigenschaften, die ein Bewerber verkörpern sollte. Die Organisation und Durchführung eines Auslandsaufenthaltes, speziell in den USA, ist oft langwierig, bürokratisch, aufwendig und mit Hoffen und Bangen verbunden. Diese „Strapazen" sind zwar lohnend, aber das muss man sich ständig visualisieren und man muss enorm in Vorlage gehen. Das Selbstvertrauen gibt Stabilität und der Durchsetzungswillen führt zum Erfolg, egal wie viele Probleme und Rückschläge auf dem Weg liegen.

Finanzielle Flexibilität. Das Schlagwort der modernen Informations- und Dienstleitungsgesellschaft. Und gerade im Auslandsbereich essentiell. Am wichtigsten und zu wenig beachtet – die finanzielle Flexibilität. Ein Auslandsaufenthalt in den USA verschlingt beträchtliche Summen. Die finanziellen Förderungsmöglichkeiten sind rar und für die Meisten nicht erreichbar. Bei jedem Aufenthalt gibt es einen Posten der Fixkosten.

- Dieser umfasst die Auslagen für Organisation (Schreibwaren, Porto, Gebühren, Arztkosten, etc.) sowie den Flug und beläuft sich auf ca. 500–1000 US-Dollar.
- Dazu kommen eventuell Studiengebühren von ca. 50–3500 US-Dollar monatlich,
- Lebenshaltungskosten (Miete, Lebensmittel, laufende Kosten) von 500–1500 US-Dollar pro Monat, abhängig von der Region, Mietspiegel, Bedarf eines Autos, etc.

Es ist also finanziell weniger sinnvoll, mehrere Male in die USA zu reisen, weil die Fixkosten jedes Mal anfallen und für einen dreimonatigen Aufenthalt genauso hoch sind wie für einen einmonatigen. Über die Dauer des Aufenthaltes akkumulieren sich die laufenden Kosten. Ohne die familiäre Absicherung im Hintergrund heißt das für eine beträchtliche Anzahl von Studenten – Jobben.

Merke

Mit einer Kreditkarte (Visa, Master, Amex, Diners Club) kann man fast immer bezahlen. Ein angemessener Kreditrahmen von mehr als € 2000 sollte mit der Bank ausgehandelt werden. Bankkarten (debit) mit Maestro-Symbol können an den meisten amerikanischen Geldautomaten (ATM) verwendet werden.

Zeitliche und räumliche Flexibilität sind zusätzlich relevant.

3.1.2 Bewerbung

Jeden Tag suchen Studenten die Auslandssprechstunden häufig mit sehr ähnlichen Fragen auf.

- Wie kommt man an Adressen von Universitäten und Kliniken?
- Welche Adressen sind gut und welche weniger?
- Wie kann man verschiedene Einrichtungen vergleichen?
- Wo ist das eigentlich?
- Wie stehen die Chancen für eine erfolgreiche Bewerbung?
- Wie gestaltet man die Kontaktaufnahme?
- Wie kann ich Beziehungen aufbauen?
- Welche Unterlagen sind zu erbringen.
- Wie ist der Bewerbungsablauf?
- Was erwartet mich?

In den folgenden Kapiteln wird versucht werden, diese Fragen grundlegend zu beantworten.

Informations- und Stellensuche

Im amerikanischen wie im deutschen Alltag gibt es fast überall drei Wege, die zum Ziel führen.

- Der einfachste Weg ist am System vorbei, die Bürokratie überbrückend, z. B. über einen privaten Kontakt, eine private Empfehlung, einen kurzen Anruf, der die gröbsten Probleme überwindet.
- Ein weiterer Weg ist, das System zu benutzen. Der DFA (Deutscher Famulantenaustausch e. V.), internationale Austauschprogramme zwischen medizinischen Fakultäten und Instituten einzelner Hochschulen sowie kommerzielle Anbieter sind hier zu nennen.
- Der aufwendigste, aber nicht unbedingt weniger erfolgversprechende Weg ist die simultane individualisierte Standardbewerbung an verschiedenen Einrichtungen.

Auf den ersten Blick haben wohl die wenigsten Jungmediziner Kontakte zu amerikanischen Medizinern. Das mag für direkte Kontakte zwar zutreffen, aber hinsichtlich indirekter Kontakte stehen die Chancen nicht schlecht.

Checkliste

- Verwandte, Freunde in Amerika haben einen *family doctor*
- Doktorväter, Professoren pflegen häufig Kongressbekanntschaften, private oder berufliche Kontakte in den USA
- Auslandsämter/-sprechstunden an medizinischen Fakultäten
- Fachschaften
- Kommilitonen, die bereits in den USA tätig waren (Famulatur, PJ, AiP, Promotion)

Merke

Durch einen freiwilligen Kongressbesuch kommt man mit amerikanischen Kollegen hervorragend ins Gespräch.

Bei der Standardbewerbung wendet man sich oftmals direkt an die Krankenhäuser und *medical schools* (s. Kap. 2.2.1).

Die beste Quelle zur Stellensuche ist das Internet. Eine simple Suchmaschinenanfrage nach „hospital US“ bei Google (www.google.de) liefert eine Flut von Verknüpfungen, die kaum überschaubar ist. Viele Suchmaschinen bieten Verzeichnisse an, in denen *medical schools* und Krankenhäuser nach Bundesstaaten geordnet aufgeführt sind. Diese Eintragungen geschehen auf freiwilliger Basis und entbehren daher den Anspruch auf Vollständigkeit und Richtigkeit. Aktuelle Adressen für die Bewerbung findet man im Graduate Medical Education Directory („*Green Book*"), welches direkt für ca. 90 US-Dollar von der AMA bezogen oder kostengünstig in den Amerika-Häusern und Bibliotheken eingesehen werden kann (s. a. Kap. 2.2.1, 2.2.2). Der Vorteil des „Green Book" liegt darin, dass dort offiziell anerkannte Weiterbildungsprogramme vorgestellt werden, die einen Mindeststandard gemäß der Akkreditierungsvorschriften der AMA erfüllen müssen. Auf der Website der ***Association of American Medical Colleges*** (www.aamc.org) sind die Adressen der *medical schools*, *admission offices* und *teaching hospitals*, alphabetisch und geographisch sortiert, abrufbar.

- Wertvolle Hilfe bieten die ***Medizinerportale*** www.medizinstudent.de, www.medi-learn.info und
- die Webanwendung der Zeitschrift Viamedici (www.thieme.de/viaonline)
- Der ***DFA*** stellt auf seiner Internetanwendung (www.dfa-germany.de) ebenfalls eine Krankenhausadressdatenbank und Erfahrungsberichte zur Verfügung.

Info

In Erfahrungsberichten (Famulatur, PJ, AiP), die z. B. in den Lokalvertretungen des DFA einsehbar sind, befinden sich auch die jeweiligen Krankenhausadressen, teilweise mit konkreten Ansprechpartnern. Diese Einrichtungen haben dann auch bereits Erfahrung im Umgang mit deutschen Bewerbern.

Aus der Masse an potentiellen Adressen ist es nur schwer möglich abzuschätzen, welchen Ruf diese Häuser genießen, wo die Schwerpunkte, Stärken und Schwächen liegen. Aber gerade die Reputation einer Einrichtung, begründet oder unbegründet, ist neben persönlichen Referenzen das wichtigste Charakteristikum einer Ausbildung in den USA. Das Einkommen und die Staffelung der Einkommenserhöhungen ist stark mit der Reputation der Bildungseinrichtungen, die besucht wurden, korreliert. Absolventen der Top Five-Hochschulen verdienen noch ca. 30 % mehr.

Eine Möglichkeit, Bildungseinrichtungen, -programme und Krankenhäuser zu vergleichen, bietet z. B. die Zeitschrift U. S. News (www.usnews.com). Die Inhalte der Publikationen und zusätzliche Informationen sind auch online verfügbar zum Preis von derzeit 9 US-Dollar pro Hauptkategorie, zahlbar per Kreditkarte. Natürlich ist die Aussage eines Rankings nur genau so gut wie die angewandten Kriterien und die Qualität der Untersuchung. Deshalb sollte man dies in das Studium dieser Vergleiche einbeziehen. Der Kritik der Pauschalisierung und der Überbewertung des Hörensagens wurde inzwischen Rechnung getragen, was die getroffenen Aussagen verlässlicher macht.

Bewerbungsunterlagen

Die meisten Abiturienten und Studenten der Medizin haben in ihrem Leben noch keine einzige Bewerbung geschrieben. Trotzdem ist mit handelsüblichen Textverarbeitungsprogrammen und Hintergrundwissen über die amerikanischen Anforderungen an eine Bewerbung diese Hürde kleiner als auf den ersten Blick angenommen.

Oft wird nach einer Ideallösung für verschiedene Programmanforderungen gesucht. Natürlich gibt es diese nicht. Um beispielsweise ein PJ-Tertial zu organisieren, kann es völlig ausreichend sein, eine einzige Anfrage ohne weitere Informationen zu starten und binnen Stunden eine Zusage zu erhalten. Eine Anfrage an anderer Stelle wiederum wird nur kurz gesichtet und wegen Unzulänglichkeiten unkommentiert verworfen. Mit einer ausgiebigen Informationssuche und Prüfung der potentiellen Stellen und Anforderungen lässt sich dieses kleine Dilemma gut überwinden.

Die folgenden Ausführungen sind daher nicht als absolute Notwendigkeit zu verstehen, eher als Richtlinie und Hilfe für den Fall, dass konkrete Anforderungen nicht vorhanden oder eruierbar sind.

Folgende Unterlagen sind erforderlich oder werden häufig verlangt:

Checkliste

- *cover letter* – Anschreiben
- *resume/personal statement* – Persönlicher Werdegang und Motivation
- *curriculum vitae* (CV) – Lebenslauf
- *Dean's Letter* – Empfehlungsschreiben des Dekans im weitesten Sinn
- *Letter of Recommendation* (LOR) – Empfehlungsschreiben

Sprachzeugnisse (TOEFL), Prüfungszeugnisse, Bonitäts-, Versicherungsnachweise, Gesundheitszeugnisse sollten auf Anfrage übermittelt werden. Ansonsten bläht sich die Bewerbung unnötig auf.

Merke

Eine Bewerbung beurteilt man am besten, wenn man sich in die Situation eines Sachbearbeiters/Personalchefs versetzt.

Cover Letter. In der konventionellen Bewerbungsform ist der *cover letter* das ***klassische Anschreiben*** (max. 1 A4-Seite). Bei der elektronischen Bewerbung übernimmt die e-Mail diese Funktion. Der *cover letter* soll in den 20–30 Sekunden, die zur Sichtung aufgewendet werden, Interesse erwecken, das Anliegen definieren, Kernkompetenzen vermitteln, Bezug zu Schlüsselpersonen herstellen und Kenntnis der Einrichtung demonstrieren. Er soll Interesse am *resume* erzeugen, dieses aber nicht kopieren oder vorwegnehmen.

Das Anschreiben sollte nach Möglichkeit an eine ***konkrete Person*** adressiert sein. Der Rechercheaufwand zahlt sich aus. Ist es nicht möglich, die verantwortliche Person zu finden, sollte das Schreiben der üblichen Weise entsprechend „To whom it may concern" adressiert werden.

Die Eröffnung sollte ergeben, um welche ***Stelle*** oder Position man sich bewerben möchte, selbst wenn das durch den Adressaten offensichtlich ist. Im Anschluss daran lässt sich Hintergrundwissen über die Einrichtung demonstrieren. Unter Hinweis auf ***aktuelle Forschungsergebnisse*** lässt sich so aufzeigen, dass jemand seine Hausaufgaben gemacht hat. Vorsicht jedoch bei der Bewerbung um *medical training positions* (Famulatur/PJ); hierbei ist es schwieriger, diese Kenntnisse zu zeigen und unter mangelnder Schlüssigkeit leidet der Eindruck der Professionalität. Weiterhin ist es notwendig, die ***eigene Ausbildungssituation*** zu beschreiben. Amerikanische Einrichtungen verfügen aufgrund ihrer Erfahrungen mit deutschen Bewerbern über ein teilweise profundes Wissen über die hiesige medizinische Ausbildung, teilweise leider auch nicht. Folglich empfiehlt es sich, die Einordnung in der deutschen Ausbildung mit der amerikanischen Ausbildung zu vergleichen und Bedingungen (Famulatur/PJ) zu erläutern (s. Übersicht Kap. 2.1). Ferner ist es sinnvoll, das ***spezielle Interesse*** an dieser Stellung zu begründen und auf ein oder zwei herausragende Fähigkeiten/Leistungen, die für diese Stellung möglicherweise prädestinieren, einzugehen.

Der Abschluss des Anschreibens sollte eine der üblichen Grußformeln „Sincerely, Sincerely Yours, Yours truly, Cordially" enthalten und über alle Kontaktmöglichkeiten verfügen. Diese können als Visitenkarten-Datei (*.vcf) oder im Text enthalten sein.

Resume/Personal Statement. Im deutschen Sprachraum übernimmt das Anschreiben oftmals die Funktion des angloamerikanischen *cover letter* UND *resume*. Eine ähnliche Tendenz ist auch in den Vereinigten Staaten zu verzeichnen, aber ca. 60 % der Personalmanager legen auf diese Trennung hohen Wert.

Es hat sich herausgestellt, dass ein kombiniertes *resume* die größten Erfolgschancen besitzt. Im ersten Teil des maximal zweiseitigen Schreibens werden ***Motivation***, ***Fähigkeiten*** und ***Erfahrungswerte*** entsprechend dem Anforderungsprofil der beworbenen Position angegeben und vermarktet. Dabei ist auf eine klare, einfache Struktur und Sprache zu achten. Im zweiten Teil werden entsprechende ***Ausbildungsschritte***, ***Jobs***, ***Projekte***, ***Aufgabenbereiche*** und ***Engagements*** beschrieben.

Ein *resume* hat keinen Anspruch auf Vollständigkeit. Relevant ist nur, was beiden Parteien, dem Bewerber und dem Adressaten, nützt.

Da während der akademischen Ausbildung ein Bewerber selten mit Berufserfahrung und speziellen Kenntnissen aufwarten kann, werden hier meist sog. ***essays*** angefordert. In diesen *essays* stehen Persönlichkeitseigenschaften, Motivationen, Schlüsselpersonen und -ereignisse im Vordergrund.

Curriculum vitae (CV). Anders stellt sich das beim Lebenslauf dar. Der Lebenslauf soll den gesamten chronologisch aufbereiteten ***beruflichen Werdegang*** beinhalten, die gesamte akademische Laufbahn, Dienstzeiten, soziales Engagement, also einfach fast alles. Für die bessere Übersichtlichkeit und Lesbarkeit werden jüngere Ereignisse *zuerst* erwähnt.

Im Gegensatz zum europäischen Pendant ist im amerikanischen CV die Angabe von persönlichen und familiären Daten eher unüblich und wird mit der typischen toleranten Reaktionsweise „This is weird." hingenommen. Auch wenn jederzeit im amerikanischen System darauf hingewiesen wird, dass niemand diskriminiert wird, bleibt anzuraten, nicht versehentlich in diese Kategorie hineinzurutschen.

Dean's Letter. Der *Dean's Letter*, auch bekannt als *Dean's Letter of Recommendation*, wird leider oftmals missverständlich als ein Empfehlungsschreiben verstanden. Wenn ein *Dean's Letter* derartige Passagen enthält, ist dies dem beabsichtigten Eindruck sicherlich nicht abträglich, aber in erster Linie ist dieses Schreiben Ausdruck der *„Medical Student Performance Evaluation"* (AAMC). Der *Dean's Letter* soll Administratoren und Programmdirektoren die Möglichkeit einräumen, die akademische Laufbahn und erbrachten Leistungen zu bewerten und darüber hinaus die Position eines Bewerbers gegenüber einer Vergleichsgruppe zu ermitteln. Folgende Inhalte sind erwünscht:

Checkliste

- Identifikation (*Identifying Information*)
  - Name, Hochschule, etc.
- Beschreibung (*Unique Characteristics*)
  - Student in *good standing/advanced standing*
  - Besondere Eigenschaften, besonderes Engagement
- Technische Daten (*Academic History*)
  - Immatrikulation, voraussichtlicher Abschluss, Abbruch?, Fehlzeiten
- Akademische Leistung (*Academic Progress*)
  - Allgemeine Beschreibung der individuellen Leistung
  - Zitate von Tutoren/Mentoren
  - Enthusiasmus/Eigeninitiative/Engagement
  - Verhältnis zu Patienten/Angestellten/Ausbildern
- Zusammenfassung (*Summary*)

- Anhang (*Appendices*)
  - Curriculum
  - Prozentrang-Darstellungen

Gerade große medizinische Fakultäten in Deutschland bieten oft ein Standardschreiben, welches i. d. R. für die meisten Belange ausreichend ist (s. a. Kap. 5.9). Bei der Bewerbung um Weiterbildungsprogramme in den USA, die sog. *residency positions*, über ERAS (*Electronic Residency Application Service)* sollte diese empfohlene Vorgehensweise Berücksichtigung finden (s. a. Kap. 3.4.4).

Letter of Recommendation (LOR). Diese auch als *References* bekannten Empfehlungsschreiben sind essentiell für eine gute Bewerbung im amerikanischen Raum. Selbst mit unansehnlichen Prüfungsresultaten hat man noch immer gute Chancen auf herausragende Stellenangebote, wenn man über hochrangige Referenzen verfügt. Mit hervorragenden Leistungen *und* Referenzen stehen einem alle Türen offen.

Was jedoch macht ein eindrucksvolles Empfehlungsschreiben aus?

Checkliste

1. Es ist in Englisch verfasst.
2. Es ist möglichst aktuell.
3. Es ist mit einer möglichst angesehenen amerikanischen Institution assoziiert.
4. Es ist mit einer möglichst hochrangigen Person in den USA assoziiert.
5. Verfasser der Referenz und Adressat der Bewerbung haben möglichst viele Gemeinsamkeiten.

Als praktisches Beispiel für diese abstrakte Auflistung kann man sich Folgendes vorstellen. Bei einer Bewerbung für ein *surgical elective* am John Hopkins Medical Center ist es von großem Vorteil, einen *Letter of Recommendation* vom *Head of Thoracic Surgery* der Mayo Clinic in Rochester, NY vorweisen zu können, den man aufgrund einer Famulatur im vergangenen Jahr erhalten hat. Neben den vorgefertigten Empfehlungsschreiben gibt es in den USA auch oftmals die Möglichkeit, Personen anzugeben, die bereit wären, ein solches Schreiben anzufertigen.

Es ist nicht immer möglich, gerade bei der ersten Bewerbung, *Letter of Recommendation* anzubieten, die alle Punkte berücksichtigen, aber das sollte niemanden entmutigen. Wenn jemand jedoch die feste Absicht hat, einen oder mehrere Abschnitte seiner medizinischen Karriere in den Vereinigten Staaten zu absolvieren, dann ist Folgendes äußerst ratsam:

Merke

1. Von Anbeginn des Studiums Empfehlungsschreiben von Professoren, Tutoren, Chefärzten, etc., möglichst in englischer Sprache, einholen.
2. Deutsche Empfehlungsschreiben übersetzen und erneut signieren und siegeln lassen.

3

Empfehlungsschreiben sollten auf folgende Gliederungspunkte hin überprüft werden. Die Reihenfolge ist von untergeordneter Bedeutung und ergibt sich aus dem individuellen Kontext.

Checkliste

- Eröffnungssatz (It is with great personal pleasure,...)
- Erklärung des Bezuges zur beschriebenen Person
- Fachliche Beurteilung (*hard skills*)
- Persönliche Beurteilung
- Beurteilung Soziale Kompetenz/Integrationsfähigkeit/Kommunikationsfähigkeiten (*soft skills*)
- Abschließende Empfehlung (*endorsement*)

Kontaktaufnahme

Die Entwicklung der letzten 10 Jahre im Bereich Kommunikation und Informationstechnologie hat auch zu radikalen Änderungen in administrativen Bereichen und im Kommunikationsverhalten geführt. Das Internet hat die urbanen Zentren auf dem Globus zu einer großen Gemeinde, dem *global village*, zusammengeschlossen. Gerade in Nordamerika zieht sich die Computerisierung und Vernetzung durch alle Lebensbereiche, mit einem zeitlichen Vorsprung von etwa 1,5–2 Jahren im Vergleich zu Deutschland.

Die erste Kontaktaufnahme sollte daher passiv über das ***Internet*** erfolgen. Die allermeisten Informationen sind dort verfügbar, allerdings verstreut und nicht verifiziert. Bei der kommerziellen Informationsbestellung kann es mitunter zu Problemen kommen, da ein beträchtlicher Teil der Amerikaner vergisst, dass es noch etwas außerhalb der Grenzen des nordamerikanischen Kontinentes gibt. Das Problem ist durch die Redundanz der Angebote nicht mehr so gravierend wie früher.

Nach ausgiebiger Recherche sind meistens keine Fragen mehr offen. Bei doch vorhandenen Unklarheiten kann eine e-Mail oder ein Anruf Abhilfe schaffen.

Merke

Keine Angst vor Anrufen! Je länger man diese Situation vermeidet, desto schlimmer wird es. Man steht sich selbst im Weg!

Wenn keine triftigen Gründe dagegensprechen, ist durch das sehr gute Antwortverhalten der Amerikaner eine Bewerbung per e-Mail dem konventionellen Verfahren *immer* vorzuziehen.

Bewerbungsablauf

Der typische Ablauf einer erfolgreichen Bewerbung in den USA gliedert sich in mehrere Abschnitte.

- In der Vorbereitungsphase werden alle benötigten Informationen und Unterlagen zusammengetragen bzw. erstellt. In dieser Phase können Unterlagen, die nicht individuell angepasst werden müssen, auch schon digitalisiert werden. Für den Dokumentenaustausch hat sich das Portable Document Format (PDF) durchgesetzt. Neben dem Programm Adobe Acrobat™ sind im Internet auch mehrere preiswerte Alternativen vorhanden, die z. B. als Druckertreiber aus jedem Programm heraus verwendet werden können (www.visagesoft.com). Statt eines Papierausdrucks erhält man eine ***PDF-Datei***.
- Sechs bis achtzehn Monate vor dem beabsichtigten Antritt einer Stelle beginnt, abhängig vom Programm, die ***Bewerbung***. Die Anfragen werden per e-Mail an die selektierten Adressaten geschickt. Nun beginnt die schwierigste Phase – das unbestimmte Warten. Mit etwas Glück hat man nach einigen Stunden schon eine (positive) Antwort. Das Warten kann sich aber auch hinziehen. Grundsätzlich sollte man nach 2–4 Wochen freundlich, aber bestimmt nachhaken. In jedem Fall sollte man spätestens nach 6–8 Wochen hartnäckig telefonieren. Eine moderate Hartnäckigkeit ist gern gesehen. Dabei darf man aber nie unfreundlich werden. Das wäre ein Sakrileg.
- Abhängig von Bewerberflut und Arbeitsweise der angeschriebenen Institutionen bleiben die ***Antworten*** nicht dauerhaft aus. Absagen sind normal. In positiven Antworten erhält man Aufforderungen, weitere Unterlagen einzureichen, oder man erhält die Einladung zu einem Interview. Aber auch positive Entscheidungen können schon darunter sein.
- Nach einem möglichen ***Interview***, was i. d. R. nur bei Bewerbungen für einen Platz in einem *college* bzw. einer *medical school* oder bei einer Bewerbung für eine Weiterbildungsstelle zutrifft, erhält man eine endgültige Zu- oder Absage. Mit einer Zusage treffen dann auch die notwendigen Papiere für die Beantragung eines ***Visums*** ein (s. a. Kap. 5.4).

3.2 Gesamtausbildung in den USA

Mit den notwendigen finanziellen Mitteln gesegnet, ist dieser Weg mit Sicherheit eine beachtenswerte Option für diejenigen, die nichts mehr in der deutschen Ausbildung hält. Aber es müssen aufrichtig einige Dinge vorab erwähnt werden, um einer unglücklichen Entscheidungsfindung vorzugreifen.

- Wer in Deutschland nicht die Anforderungen an einen Studienplatz erfüllen kann, der hat es in den USA ebenfalls nicht leicht.
- Passion und Idealismus sind nicht ausreichend, um die 100.000–200.000 US-Dollar für Leben und Studium aufzubringen.
- In Deutschland erhält man nach zwei bis maximal dreieinhalb Jahren bei kontinuierlicher Bewerbung ebenfalls einen Studienplatz für Humanmedizin über die Wartesemesterquote. Zwei bis vier Jahre verbringt man auch in einem *college*, aber ohne Garantie auf eine Aufnahme an einer *medical school*.
- Mit einem Bruchteil des finanziellen Aufwandes kann man sich in Deutschland neben dem Studium auf die Anforderungen einer ärztlichen Weiterbildung in den USA vorbereiten.
- Das folgende Kapitel ist v. a. für diejenigen gedacht, die unabhängig von den eben genannten Überlegungen in den USA Medizin studieren möchten.

3.2.1 College

Die Aufnahme an eine *medical school* ist für einen deutschen Abiturienten oder Studenten beinahe aussichtslos. Auf die Ausnahmen wird an anderer Stelle eingegangen (s. Kap. 3.2.2). Die meisten Interessenten für eine Gesamtausbildung müssen daher eine Ausbildung an einem für die *pre-medical education* zugelassenen *college* anstreben (s. a. Kap. 2.2.1).

Die für die Bewerber zuständigen Stellen, die *admission offices* der populärsten *colleges* in Amerika haben bereits langjährige Erfahrungen mit deutschen Bewerbern. Das Abitur, Kurse in Chemie, Physik, Mathematik, Biologie, ein Grundstudium in den Naturwissenschaften – all das kann von den *Deans of Admission* anerkannt werden, um die Zeit am *college* zu verkürzen bzw. die Zahl der zu erbringenden Kurse verkleinern. Bindend für eine mögliche Aufnahme an einer *medical school* sind jedoch die Anforderungen an die Bewerber, welche imbei der AAMC erhältlichen MSAR publiziert werden. Nicht alle *medical schools* erwarten einen BS oder BA (s. Kap. 2.1.2). Aber es gibt durchaus Anforderungen an die Mindestzeit am *college*.

Merke

Der Erwerb eines *Bacherlor's Degree* und die Erfüllung aller Anforderungen bezüglich Kurswahl, Leistungen und das Abschneiden beim MCAT sind keine Garantie für einen Studienplatz an einer *medical school.*

Durch die staatliche Unterstützung der *public schools* werden Zulassungsbeschränkungen auf Quotenbasis verwandt, wobei die Bürger des jeweiligen Bundesstaates den US-Amerikanern und den *international students* sehr häufig vorgezogen werden. Trotz der immer wieder propagierten Anti-Diskriminierungspolitik ist eine Gleichstellung, eine Gleichbewertung und eine Gleichbehandlung nicht immer gewährleistet. Gerade deshalb ist eine fundierte Recherche bei der *college*-Wahl bedeutsam. Sprichwörtlich muss „das Pferd von hinten aufgezäumt werden". Es ist wichtig zu verstehen, welche Anforderungen die *medical schools* stellen und welche Chancen sie bieten. Erst anschließend sollte man sich mit der Wahl geeigneter *colleges* befassen.

College-Auswahl

Für amerikanische *High School Students* ist die Auswahl eines *college* ebenso schweißtreibend wie für einen deutschen Interessenten. Es gilt die Anerkennung des Abschlusses, die Qualität der Ausbildung, die Größe des *campus*, die Kosten, die finanziellen Förderungsmöglichkeiten und vieles mehr abzuwägen, um am Ende die richtige Auswahl von 10–20 Bewerbungsorten zu treffen.

College-Führer. Der große Markt der Informationssuchenden wird folgerichtig von vielen ***College-Führern*** (*guide, review*) bedient, die als elektronische Medien oder konventionell als gedruckte Publikation angeboten werden. Eine klare Empfehlung kann hier nicht ausgesprochen werden. Die Ansprüche an solche Übersichtswerke sind recht verschieden. Während sich einige Werke eher mit den statistischen Daten der Bildungseinrichtungen befassen, ist der „Fiske" auf eine umfassende Beschreibung und Wertung weniger *colleges* (300) aus.

Checkliste

- College Board "The College Board International Student Handbook"
- College Board "The College Board College Handbook"
- Edward B. Fiske "The Fiske Guide to Colleges 2003"
- Yale Daily News Staff "The Insider's Guide to the Colleges"
- Princeton Review "Complete Book of Colleges"
- Princeton Review "The Best 345 Colleges"

Internet. Die Qualität von Internetseiten zu beurteilen ist sehr schwierig. Es existieren kommerzielle Angebote, die nach Zahlung eines Obolus den Zugang zu weiteren Informationen ermöglichen. Der für diese Angebote geleistete Aufwand ist derzeit höher als für kostenlose werbefinanzierte Seiten, aber ein eindeutiges Kriterium ist dies nicht.

@ Web-Adressen
- www.usnews.com
- www.collegeboard.com
- www.petersons.com
- www.princetonreview.com

Institutionen in Deutschland. Der Weg zu den Deutsch-Amerikanischen Instituten (DAI) oder den Amerika-Häusern hilft, durch Beratung und Vergleich eine Vorauswahl zu treffen und die bevorzugten Materialien zu ermitteln. Die dort erhältliche Beratung, auch bezüglich von Aufnahmekriterien und Testverfahren, ist ganz klar die Kernkompetenz.

Für die Wahl eines geeigneten *college* sollte folgendes gelten:

Checkliste
- accredited four year college/program
- pre-medical education/program
- (pre-)medical advisory program

Ein klarer strategischer Vorteil ist, wenn die *pre-medical education* an einer Bildungseinrichtung absolviert wird, die direkt oder indirekt mit einer *medical school* assoziiert ist. Durch eben diese Verbindung können sich die Aussichten auf einen Studienplatz an der *medical school* erhöhen.

Voraussetzungen und Bewerbung

Neben den üblichen Bewerbungsunterlagen, wie dem Anschreiben, dem Lebenslauf und dem *resume*, was bei *college*- und *medical school*-Bewerbungen ***admission essay*** oder auch kurz *essay* genannt wird (s. Kap. 3.1.2), verlangen die Zulassungsgremien der *colleges* natürlich Leistungsnachweise.

Leistungsnachweise. Für diejenigen, die bereits einen amerikanischen ***High School-Abschluss*** während eines amerikanischen *High School Year* erworben haben, ist dieser Nachweis durch ein sog. *Transcript of Records* denkbar einfach.

Alle Anderen müssen das ***Abiturzeugnis*** verwenden, welches mittlerweile fast überall als Leistungsnachweis anerkannt wird. Es kommt jedoch nicht selten vor, dass die Wertigkeit des Abiturs im Vergleich zum amerikanischen *High School*-Abschluss unterschätzt wird, so dass Anforderungen an Notendurchschnitte sehr hoch ausfallen.

Glücklicherweise verlangen die *colleges* ***Aufnahmetests***, die helfen sollen, die Bewerber korrekt in ihrem Leistungsstand einordnen zu können, denn die *High Schools* in den USA sind zahlreich und die Qualität der Ausbildung ist sehr unterschiedlich.

Merke

Da *test scores* dazu verwendet werden eine Vorauswahl aussichtsreicher Kandidaten zu treffen, sind sie als absolut wichtig zu betrachten.

- Der häufigste Test ist der SAT I, auch bekannt als *Scholastic Aptitude Test, Scholastic Achievement Test oder Standard(ized) Achievement Test*. Der SAT I ist ein dreistündiges *multiple choice*-Testverfahren mit einem sprachlichen und einem mathematischen Teil.
- V. a. die Hochschulen im amerikanischen Binnenland ziehen den ACT, den *American College Test*, dem SAT I vor. Der ACT prüft Kenntnisse, die eher an die Lehrpläne der *High Schools* angelehnt sind.
- Der SAT II ist ein Überbegriff für eine Sammlung fachbezogener Tests in den Hauptgebieten *English, history and social studies, mathematics, sciences, and languages*. Viele *colleges* verlangen einen SAT II *subject test*. Stark begehrte und hoch angesehene Bildungseinrichtungen verlangen bis zu 4 dieser Tests.
- Für deutsche Bewerber ist darüber hinaus der TOEFL, der *Test of English as a Foreign Language*, relevant (s. a. Kap. 5.1).

An allen erwähnten Testverfahren kann man in Deutschland problemlos teilnehmen. Im Gegensatz zum deutschen TMS, der mittlerweile nicht mehr Bestandteil der Studienplatzvergabe in Deutschland ist, kann jeder der oben erwähnten Test beliebig oft durchgeführt werden, wobei die aufgewandte Zeit und die zu entrichtenden Gebühren sicherlich einschränken.

Man ist gut beraten, etwa ***neun bis zwölf Monate*** vor Beginn des Studiums alle notwendigen Testverfahren durchgeführt sowie alle Schreiben und Dokumente zumindest in Rohform im Computer abgespeichert zu haben. Zu diesem Zeitpunkt sollten auch die Informationsunterlagen der *colleges* bereits vorhanden sein. Diese kann man sich zumeist im Internet herunterladen. Die Bewerbungsfristen der *colleges* sind sehr verschieden, aber mit dem zeitlichen Vorlauf sind keine Probleme zu erwarten.

Finanzielle Mittel. Mit einer Zusage oder auch schon im Bewerbungsprozess verlangen die *admission offices* den Nachweis über die finanziellen Mittel für ein Studienjahr oder auch den gesamten Bildungsgang. 10.000–20.000

US-Dollar an jährlich zur Verfügung stehenden Mitteln werden für Studiengebühren und Lebenshaltungskosten im Schnitt verlangt. Und das ist leider der Knackpunkt dieses Unterfangens. Auf finanzielle Unterstützung in Form von Stipendien und Darlehen, wie sie etwa 40–60 % der Amerikaner beziehen, sollte man nicht hoffen. Diese werden nur in Ausnahmesituationen gewährt. Eine dieser Ausnahmen sind sehr außergewöhnliche Leistungen und Verdienste. Die andere Ausnahme sind unvorhergesehene und unbeeinflussbare Ereignisse, die während eines Studienaufenthaltes in Amerika die finanzielle Leistungsfähigkeit herabsetzen, z. B. der Tod von Familienangehörigen. Dieses unangenehme Beispiel soll nur die extremen Voraussetzungen verdeutlichen.

3.2.2 Medical School

Bereits im Frühjahr des dritten Jahres am *college* legen die meisten Studenten den für die Bewerbung notwendigen ***MCAT*** ab. Mit dem Ergebnis des Tests, den Empfehlungsschreiben und den übrigen notwendigen Unterlagen erfolgt die Bewerbung an den *medical schools* mittels AMCAS (s. Kap. 2.2.1).

Nach Eingang der ***Bewerbungsunterlagen*** in den AMCAS-*Accounts* der *Deans of Admission* der entsprechenden *medical schools* treffen diese eine Vorauswahl anhand der Leistungen auf dem *college* und den Ergebnissen des MCAT. Anschließend werden die ausgewählten Kandidaten zu ***Interviews*** eingeladen. Interviewtermine werden i. d. R. im Winter und im Frühjahr vergeben. Bei den Interviews zählt dann der persönliche Eindruck, gleichzeitig dienen die Interviews auch als Werbung für die jeweiligen Institutionen. Beschreibungen dieser Interviews spiegeln eine Bandbreite von Eindrücken wieder, die von Verhör bis Kaffeefahrt reicht. Unabhängig davon gibt es jedoch einen Satz, den Interviewer gar nicht mehr hören können, und zwar: „*I chose to apply for medicine because I want to help people.*“ Zum einen ist dieser Satz wahrscheinlich mehr als redundant gebraucht worden, zu anderen stellt sich natürlich jedem, auch dem Interviewer, der i. d. R. ein *attending* ist, die Frage, ob Medizin den Menschen wirklich in jeder Situation und im Verhältnis zum ökonomischen Aufwand hilft.

Im Frühjahr erhalten die Bewerber letztendlich das finale Ergebnis. Für ein Drittel der amerikanischen und ca. 90 % der internationalen Bewerber ist dies leider eine Absage.

Die Gründe liegen wiederum überwiegend in der Struktur und Finanzierung des amerikanischen Hochschulwesens. ***Public Schools*** bevorzugen Bewerber aus dem heimischen Bundesstaat vor Bewerbern aus anderen Bundesstaaten. Internationale Bewerber sind nahezu chancenlos. Den sog. ***Private Schools*** ergeht es nicht viel besser. Auch sie können ihre Kosten trotz der höheren Studiengebühren nicht ohne Spenden und staatliche Hilfen decken und sind somit keineswegs politisch unabhängig, sonder müssen ihre Aufnahmerichtlinien auch unter dem Aspekt der akademischen Exzellenz und der Bedeutung des Ausbildungsstandortes für den Bundesstaat und die USA beurteilen lassen.

Direkt an die Medical School

Der Aufwand für eine *college*-Ausbildung, sowohl organisatorisch als auch finanziell, erscheint aus deutscher Sicht oft überflüssig. Schließlich bietet das Abitur bei Vollbelegung der naturwissenschaftlichen Kurse eine hervorragende Basis für ein Medizinstudium, so dass die Wiederholung der Naturwissenschaften in der deutschen Vorklinik als unnötiges Übel wahrgenommen wird.

So ist es auch nicht verwunderlich, wenn dem Einen oder Anderen einmal die Idee durch den Kopf gegangen ist, ein Medizinstudium in den USA direkt und ohne die erforderliche *pre-medical education* an einem *college* anzustreben.

I. allg. erhält man auf eine solche Anfrage die Antwort, dass ein solches Bestreben aussichtslos sei, aber auch hier gibt es Ausnahmesituationen, wo eine Direktbewerbung berücksichtigt werden kann. Die Anforderungen sind jedoch schwindelerregend hoch.

Ein aussichtsreiches Bewerberprofil stellt sich wie folgt dar:

Checkliste

- Absolviertes *High School Year* in den USA mit hervorragendem Abschluss
- Fehlerfreies und ausdrucksstarkes Englisch
- Exzellentes Abitur mit durchgängiger Belegung von Deutsch, Englisch, Mathematik, Physik, Chemie, Biologie, Sozialwissenschaften (länderabhängig), Sport
- Dokumentation sozialer Kompetenz und Engagements durch z. B. Tätigkeit als Klassen-/Schülersprecher, ehrenamtliche Tätigkeit bei Hilfs-/Wohlfahrtsorganisationen oder in Pflegeeinrichtungen.
- Begonnenes Medizinstudium mit lückenlosen, sehr guten Leistungen
- TOEFL, SAT, MCAT mit Resultaten über der 95. Perzentile
- Dokumentation ausreichender finanzieller Mittel

Das Paket der Bewerbungsunterlagen muss sehr sorgfältig geschnürt werden. Neben den Standardunterlagen (Anschreiben, Resümee, Lebenslauf) ist es unerlässlich, den Referenzschreiben größte Aufmerksamkeit zu schenken. Tritt der Fall ein, dass Lehrer, Professoren, Betreuer, Vorgesetzte, Arbeitgeber, Mentoren, etc. sich gegen die Abfassung von Empfehlungsschreiben sträuben, kann es helfen, die *letter of recommendation* als Entwurf vorzuschreiben.

Der Schlüssel zu einer erfolgreichen Bewerbung ist die Kenntnis der Ansprechpartner an der Zieluniversität. Aufgrund der Gefahr, dass die unorthodoxe Bewerbung nicht berücksichtigt wird, muss sie den *Dean of Admission*, welcher die absolute Entscheidungsgewalt hat, direkt erreichen. Wenn es gelingt den *Dean of Admission* zu überzeugen, dann steht einer erfolgreichen medizinischen Karriere in den USA fast nichts mehr im Weg.

3.3 Als Medizinstudent in die USA

3.3.1 Krankenpflegepraktikum

In der alten sowie in der neuen Approbationsordnung ist verankert, dass die Medizinstudierenden ein Krankenpflegepraktikum von 2 (alt) bzw. 3 (neu) Monaten zu absolvieren haben, bevor sie sich zum Physikum anmelden können. Inhalt und Sinn dieses Praktikums sind die Vermittlung von Einblicken in das Gesundheitssystem, in die krankenpflegerischen Leistungen und das Erlernen von Stationsabläufen und Techniken. Hierbei ergibt sich zumeist auch der erste intensive Kontakt zu Patienten.

Unter diesem Blickwinkel wird die enorme Bedeutung des von Vielen ungeliebten Praktikums deutlich, und es wird klar, dass ein junger Mensch mit durchschnittlichen Englischkenntnissen sowie wenig Lebenserfahrung vermutlich sich selbst und andere mit einem Krankenpflegepraktikum in den USA überfordern würde.

Es gibt natürlich Ausnahmen, weshalb man nicht kategorisch von einem solchen Unterfangen abraten kann. Aber es ist zu bedenken, dass die organisatorischen Schwierigkeiten und der finanzielle Aufwand in keinem vernünftigen Verhältnis zum Ergebnis stehen.

Info

Für jemand, der zweisprachig aufgewachsen ist und/oder Verwandtschaft in den USA hat, bietet sich hier bei selbstkritischer Einschätzung und sinnvoller Planung sehr früh eine Chance, einen USA-Aufenthalt für die Ausbildung zu nutzen.

Voraussetzung/Bewerbung

Mehr als bei allen anderen Praktika ist ein hervorragender Umgang mit der englischen Sprache notwendig, nicht nur für die Organisation, nein, v. a. im Umgang mit den Patienten. Eine Schwester oder ein Pfleger (*nurse* oder *male nurse*) verbringen durchschnittlich mehr Zeit mit jedem einzelnen Patienten als ein Arzt. Zudem ist dieser Kontakt meist vertrauter, intensiver und emotionaler.

Weiterhin ist Improvisationstalent und Flexibilität bei der Organisation gefragt. Die amerikanische Medizinerausbildung kennt die Institution Krankenpflegepraktikum nicht und kann sie auch nicht verstehen. Auch das hiesige LPA wird möglicherweise über ein solches Unterfangen nicht begeistert sein und einige Hindernisse aufbauen.

Da es keine vorgefertigten Strukturen für eine solche Bewerbung gibt, sollte man sich grob an Folgendem orientieren.

Checkliste

- Ort und mögliche Krankenhäuser auswählen
- Telefonische Bewerbung oder e-mail an den *Director of Nursing, Director of Medical Education, Volunteers' Office, Human Ressources*
- Hinweis auf *mandatory practical training in nursing*
- Zeitlicher Vorlauf von 6 Monaten

Anerkennung

Generell gilt: Tätigkeiten im Krankenhaus können nur als Krankenpflegepraktikum anerkannt werden, wenn die folgenden Punkte erfüllt sind.

Checkliste

- Diese Tätigkeit wird unentgeltlich ausgeführt;
- Sie läuft in zusammenhängenden Blöcken von 30 Tagen (einige LPA's offerieren ein Splitting) ab;
- Sie wird nach Erlangung der Hochschulreife (Datum auf dem Abiturzeugnis) verrichtet.

Merke

Zuerst das LPA kontaktieren!

3.3.2 Teilstudium

Ein Teilstudium kann ein Gastsemester an einer amerikanischen *medical school* umfassen, es kann aber auch ein komplettes Studienjahr bedeuten und letztendlich hat vielleicht der Eine oder Andere mit dem Gedanken gespielt, nach der Vorklinik bzw. nach dem 3. Studienjahr die *clinical science phase* in den USA zu verbringen.

Diese durchaus verlockende Perspektive, die eigene Persönlichkeit, den Erfahrungsschatz und die Karriere aufzuwerten, womöglich die finanzielle Belastung einer amerikanischen Medizinerkarriere durch einen Quereinstieg auf 30–50 % zu reduzieren, hat leider einen großen Haken – es ist praktisch kaum möglich. Die allermeisten *medical schools* bieten *transfer units* auf einer *rolling basis* an, sprich, nur wenn ein in den USA immatrikulierter Student die *medical school* wechselt, ist ein Studienplatz frei. Diese Studienplätze werden wiederum an die besten, zumeist inländischen Bewerber (*first come, first serve*) vergeben. Das Volumen dieser *transfer students* ist extrem gering und wird von den amerikanischen Fakultäten zunehmend restriktiv gehandhabt.

Eine weitere Möglichkeit bietet sich bei „Familienzusammenführungen“. Es ist bekannt, dass zumindest einige *medical schools* das Angebot machen, einen Transfer zu prüfen, wenn der eheliche oder auch nicht-eheliche Lebenspartner an dieser *medical school* studiert, ein *member of the faculty* oder anderweitig dort angestellt ist. Der Term Prüfung weist explizit daraufhin, dass die eben beschriebenen Voraussetzungen den deutschen Bewerbern lediglich den Status *„eligible“* verschaffen, was nicht mehr bedeutet, als dass eine theoretische Möglichkeit besteht. Natürlich müssen ausreichende Leistungsnachweise erbracht werden sowie die finanziellen Voraussetzungen vorhanden und bescheinigt sein. Weitere Informationen sind bei den *admission offices* der Fakultäten erhältlich.

Die hier aufgeführten Nachweise sind aber in den allermeisten Fällen vorzulegen:

Checkliste

- *Dean's Letter*
- *Transcript of Records*
- USMLE Step I
- MCAT
- TOEFL, etc.

Es muss jedem klar sein, dass diese wenig erfolgversprechende Strategie im wesentlichen eine Einbahnstraße ist. Da die deutsche und die amerikanische medizinische Ausbildung nicht miteinander kompatibel sind, verweigern die Landesprüfungsämter i. d. R. die Anerkennung der im Ausland erbrachten Studienleistung. Hier kann die hiesige medizinische Fakultät abhelfen, indem sie die Äquivalenz der amerikanischen Ausbildung anerkennt und die notwendigen Scheine ausstellt. ABER: Die Rechtsgültigkeit dieses Vorgehens ist strittig und muss im Einzelfall geprüft werden.

Fakultätsbezogener Austausch

Viele medizinische Fakultäten in Deutschland pflegen intensive partnerschaftliche Beziehungen mit *medical schools* und *teaching hospitals* in den Vereinigten Staaten, darunter so klangvolle Namen wie Harvard, Stanford, Yale, UPenn, usw.

Diese Beziehungen entstehen fortlaufend neu – auf Hochschul-, Fakultäts-, Abteilungs- und Personenebene. Über diese vorgefertigten Strukturen werden hochwertige Möglichkeiten eröffnet, bei Verminderung organisatorischer Schwierigkeiten und der bekannten Äquivalenz- und Anerkennungsproblematik.

Info
Bei gutem Kontakt zu den Auslandsämtern, bei guter Kenntnis der fakultätseigenen Beziehungen ist ein Teilstudium in den USA bei minimalen Kosten möglich.

3.3.3 Famulatur

Eine Famulatur in den Vereinigten Staaten, möglicherweise verknüpft mit einem kleinen Urlaub, ist mit Sicherheit eine einfache und auch die kostengünstigste Variante, den amerikanischen Medizineralltag, Land und Leute kennenzulernen. Darüber hinaus bietet sie exzellente Möglichkeiten, Sprachkenntnisse zu vertiefen, aber v. a. Kontakte zu knüpfen, die für den weiteren beruflichen Werdegang von entscheidender Bedeutung sein können. Bevor man sich entscheidet, ein PJ-Tertial oder größere Teile der ärztlichen Aus- und Weiterbildung in den USA zu absolvieren, ist eine vorangehende Famulatur nicht notwendig, aber unbedingt empfohlen.

Um Missverständnisse bei der Bewerbung zu vermeiden, ist es wichtig den eigenen Leistungsstand, korrekt in das amerikanische Ausbildungssystem einordnen zu können (s. Kap. 2.2.1, ◻ Abb. 2.1, 2.2). Selbst mit dem theoretischen Wissen vor dem Zweiten Staatsexamen hat der deutsche Medizinstudent eher den praktischen Erfahrungsstand eines *3rd year medical student*.

Voraussetzungen

Für eine erfolgreiche Bewerbung, wie auch für eine erfolgreiche Famulatur sind ausreichende Sprachkenntnisse, eine große Portion Motivation, Flexibilität und ein gesundes Maß an Selbstvertrauen unerlässlich. Obwohl zwischen dem Physikum und dem Zweiten Staatsexamen sehr viel Zeit für Planung und Organisation bleibt, sollte der Zeitpunkt einer Auslandsfamulatur eher auf den ***hinteren Teil des klinischen Abschnitts*** gelegt werden, da mit den vorher gewonnenen Erfahrungen in Anamnese- und Befunderhebung sowie im Umgang mit Patienten und Krankheitsbildern die Eingewöhnung in das neue Arbeitsumfeld deutlich einfacher verläuft.

Bewerbung

Eine schriftliche Bewerbung per e-Mail sollte zur Sicherheit ***12 Monate*** vor dem angestrebten Famulaturzeitraum erfolgen. Durch die langfristige Planung amerikanischer Kurs- und Rotationspläne, den bürokratischen Aufwand und Verzögerungen im Schriftwechsel ist dies notwendig. Durch bestehende oder erworbene Kontakte ist natürlich auch eine flexiblere Planung möglich, aber es gilt stets der Grundsatz: Je eher, desto besser.

Das ***Bewerbungsschreiben*** in orthographisch, grammatikalisch und stilistisch hochwertigem Englisch hinterlässt den ersten und bleibenden Eindruck. Daher ist es mit besonderer Sorgfalt zu verfassen. Der Adressat sollte eine konkrete Person sein. Im Fall von Serienbriefen kann stattdessen der *Director of Medical Education* oder das *Office of Student Affairs* als Empfänger angegeben werden. Neben den persönlichen Angaben des Bewerbers sollten folgende Informationen enthalten sein.

Checkliste

- Genaue Angaben über den derzeitigen Ausbildungsstand
- Einordnung in das amerikanische System (*3rd year medical student*)
- Daten über den gewünschten Zeitraum, Fachrichtung
- *Practical training* statt *clerkship* oder gar *elective*
- Verweis auf die Famulatur als Pflichtpraktikum, *mandatory practical training*
- Motivation, Gründe für eine Auslandsfamulatur und warum gerade in den USA
- Evtl. persönliche (Fach)Interessen, das Thema der Doktorarbeit

Weitere Unterlagen sollten/können beigefügt werden. Dabei gibt es keinen Standard (s. a. Kap. 3.1.2).

Checkliste

- *Dean's Letter* – aus diesem sollte ersichtlich sein, dass der Bewerber zumindest *above average* oder *in good standing* ist.
- Referenzen, *Letter of Recommendation* von Professoren, Betreuern, aus vorangegangenen Praktika, Famulaturen
- Lebenslauf (CV)
- Hochwertige Passbilder (1–2)
- Evtl. Sprachtest (TOEFL)
- Evtl. Zeugnisse

Merke

Bei der Digitalisierung von Dokumenten ist auf einen Kompromiss zwischen Qualität und Dateigröße zu achten. Lange Ladezeiten sind immer frustrierend. Bei konventioneller Bewerbung fällt eine professionelle Aufmachung der Bewerbungsunterlagen, die Verwendung einer halbtransparenten Bewerbungsmappe positiv auf.

Wenn nach einem angemessenen Zeitraum keine Antwort eingetroffen ist, lohnt es sich, telefonisch, per Fax oder e-mail nachzufragen. Eine moderate Hartnäckigkeit ist recht gern gesehen und teilweise auch notwendig. Sie zeugt von Interesse und Motivation. Selbst eine Absage kann durch einen Rückruf oder ein Gespräch zum verantwortlichen Sachbearbeiter durchaus abgeändert werden. Persönliches Engagement ist gefragt.

Eine schriftlichen Zusage erspart so manche Unannehmlichkeit und eine Anfrage nach Unterkunftsmöglichkeiten auf dem Campus (der Klinik) kann eine beträchtliche Summe sparen.

Anerkennung

Obwohl die Regularien über die Anerkennung von Famulaturen weit weniger kompliziert sind als jene über das PJ, ist es erforderlich diesem Bereich ebenso viel Aufmerksamkeit und Zeit zu widmen, wie der Planung und Vorbereitung des Aufenthaltes. Angesichts des beträchtlichen Organisationsaufwandes einer Famulatur in den Vereinigten Staaten wäre eine Nichtanerkennung durch das zuständige LPA eine unnötige Verschwendung von Zeit und Geld.

Grundsätzlich schreibt die Ärztliche Approbationsordnung vor, dass Famulaturen:

Checkliste

- an Krankenhäusern, Universitätskliniken oder Arztpraxen abgeleistet werden müssen (Ambulatorien und Polikliniken sind nicht zu empfehlen).
- während der Vorlesungsfreien Zeit oder in einem Urlaubssemester absolviert werden sollen.
- mittels eines Famulaturzeugnisses (Landessprache) vom Leiter der betreffenden Einrichtung bestätigt werden müssen.

Die meisten Landesprüfungsämter stellen zweisprachige Zeugnisvordrucke und Merkblätter bereit (s. Kap. 5.9). Der DFA bietet ebenfalls ÄAPO-gerechte Formulare zum Download an. Unabhängig davon, ob man sich für einen Vordruck entscheidet oder das Zeugnis eigenständig erstellen möchte, müssen folgende Informationen deutlich entnehmbar sein:

Checkliste

- Praxis- oder Klinikfamulatur
- Fachbereich
- Dauer (mind. 30 Tage + Fehlzeiten)
- Tätigkeitsbeschreibung (kurz)
- Datum, Siegel und Unterschrift (Datum darf nicht vor dem letzten Tag der Famulatur liegen)

Merke

In jedem Fall sollte noch vor Organisation einer Famulatur das LPA kontaktiert und informiert werden.

DFA – Deutscher Famulantenaustausch e.V.

Der DFA ist eine studentische Organisation (von Medizinstudenten für Medizinstudenten), deren größtes Aufgabengebiet die Vermittlung von Auslandsfamulaturen an Studierende deutscher Hochschulen und die Betreuung ausländischer Famulanten ist. Mit 37 Lokalvertretungen sind alle medizinischen Fakultäten in Deutschland abgedeckt. Eingegliedert in den staatenübergreifenden Dachverband IFMSA (International Federation of Medical Students' Organizations) werden auf der jährlich im August stattfindenden Mitgliederversammlung bilaterale Austauschverträge über ein bestimmtes Kontingent an Plätzen ausgehandelt. Damit verbindet sich der Vorteil, dass bei den meisten vermittelbaren Auslandsfamulaturen Kost und Logis frei sind.

Durch die Neugründung und das Wachsen der US-amerikanischen Mitgliedsorganisation kann der DFA auch wieder Famulaturplätze in den Vereinigten Staaten anbieten, speziell in Chicago, Philadelphia und East Lansing, MI. Das große Interesse und die besonderen Ansprüche seitens der Amerikaner haben die Anforderungen für die Bewerbung in die Höhe geschraubt.

Checkliste

- Nachweis über Kurse in Gynäkologie, Pädiatrie, Chirurgie und Innere Medizin
- Abgeschlossenes 1. Staatsexamen
- Abgeleistete vierwöchige Famulatur
- Sprachzeugnis
- Krankenversicherungsnachweis
- Berufshaftpflichtversicherungsnachweis
- UIC-Impfstatus

Fahrtkostenzuschuss. Für Famulaturen und PJ-Aufenthalte in den Vereinigten Staaten stellt der Deutsche Akademische Austauschdienst (DAAD) eine begrenzte Anzahl von Fahrtkosten-Zuschüssen bereit, die ausschließlich beim DFA beantragt werden können. Ein Großteil der Flugkosten kann damit abgedeckt werden. Das Programm steht grundsätzlich jedem Bewerber offen. Bei einer Überzahl von Anträgen entscheidet das Los, was der Regelfall ist. Zwischen 50–100 % der Antragsteller erhielten in den letzten Jahren den Zuschlag.

Bedingung für einen gültigen Antrag sind:

Checkliste

- Vier abgeschlossene klinische Semester
- Erfolgreich abgelegtes 1. Staatsexamen
- Famulaturdauer mind. 60 Tage (Zusageschreiben)
- Eine bereits abgeleistete vierwöchige Famulatur
- Nachweis ausreichender Sprachkenntnisse

Merke

Anmeldungsschluss für Austauschprogramme und Fahrtkostenzuschüsse ist:
für Januar–Juni der 01. Oktober des **Vorjahres**,
für Juli–Dezember der 01. Februar.

Der DFA befasst sich derzeit mit anstehenden Veränderungen. Im Zusammenwirken mit der Fachtagung Medizin, FTM e.V. wird die Fusion beider Vereine zu einer bundesweit legitimierten Vertretung aller Medizinstudierenden vorbereitet. Darüber hinaus werden Änderungen der Antragsbedingungen für die Programme des DFA im Hinblick auf die novellierte Approbationsordnung diskutiert. Genauere Auskünfte waren zum Zeitpunkt der Manuskripterstellung nicht verfügbar.

Weitere Informationen sind in den Lokalvertretungen oder im Internet unter www.dfa-germany.de erhältlich.

3.3.4 Praktisches Jahr

Welcher Chefarzt wäre nicht beeindruckt, in Bewerbungsunterlagen einen Vermerk über ein abgeleistetes PJ-Tertial in den Vereinigten Staaten vorzufinden. Zeigt dies doch recht klar, dass der entsprechende Bewerber überdurchschnittlich engagiert sowie flexibel ist und spätestens jetzt über exzellente Englischkenntnisse verfügt.

Darüber hinaus ist das Verbringen eines PJ-Tertials in den USA eine unwiederbringliche Erfahrung, eine Möglichkeit sich fachlich und persönlich zu vervollkommnen. Kaum ein Rückkehrer und Erfahrungsbericht, der nicht von Zufriedenheit sprach. Trotz Unterschiede der einzelnen Kliniken und Disziplinen ist der Tenor dieser:

- flache Hierarchie,
- gut strukturierte Abläufe und Ausbildung,
- immer ein Ansprechpartner,
- Freundlichkeit,
- Teamgeist, etc.

Aber durch den hohen organisatorischen und finanziellen Aufwand ist die Herausforderung in der Tat um einiges größer als eine Famulatur.

Der Run auf eine medizinische Ausbildung oder Teilausbildung in den USA ist ungebrochen. Durch die Ereignisse des 11. September und die vorherrschende Rezession sind die Universitätskliniken und angegliederte Einrichtungen weit weniger bereit, ausländische Studenten aufzunehmen. Zusätzlich ist eine seit Jahren anhaltende bedauernswerte aber verständliche Tendenz zu verzeichnen, für die Ableistung von *electives* ***Studiengebühren*** bis zu 2000 US-Dollar pro Monat zu verlangen. Aus der Sicht der Amerikaner soll diese Maßnahme eine Gleichstellung mit den einheimischen Studenten ermöglichen, v. a. aber die Flut von Bewerbungen eindämmen.

Der überwiegende Teil der *medical schools* akzeptiert ausländische Studenten für eine Dauer von ***8–12 Wochen***. Das Problem wird sofort ersichtlich, denn nach alter und neuer Approbationsordnung beträgt die zeitliche Länge eines PJ-Tertials 16 Wochen.

Voraussetzung

Merke

Unbedingt das LPA vor der Organisation eines Tertials kontaktieren.

Die größten organisatorischen Herausforderungen sind das ***Timing*** und das ***LPA***. Will man eine Nichtanerkennung und einen Semesterverlust vermeiden, ist ein guter Kontakt zum LPA obligat. Die Sachbearbeiter sind mit der Problematik i. d. R. gut vertraut. Die Landesprüfungsämter geben Merkblätter heraus und stellen Vordrucke für PJ-Bestätigungsschreiben bereit.

Allgemein gilt:

Checkliste

- Die Ausbildung muss an der medizinischen Fakultät (*medical school*) einer staatlich anerkannten Hochschule oder deren Lehrkrankenhäusern (*affiliated/associated hospitals*) erfolgen.
- Das Bestätigungsschreiben muss vom *Dean* der *medical school* persönlich oder im Auftrag unterzeichnet sein, es muss durch die Fakultät gesiegelt sein; ein Klinikstempel ist nicht ausreichend.
- Die Ausbildung muss Bestandteil des dortigen *curriculum* sein, diesem in Umfang und Inhalt entsprechen.

Eine weitere Voraussetzung sind ausreichende ***Englischkenntnisse***. Eine selbstkritische Einschätzung ist hier von wesentlicher Bedeutung, denn ohne ausreichende Kenntnisse kann trotz erfolgreicher Bewerbung ein PJ-

Tertial schnell zu einem frustrierenden Erlebnis werden. Der *4th year medical student* hat eine hohe Arbeitsbelastung, ist eigenverantwortlich tätig und voll in alle Abläufe integriert. Teilweise kann er sogar zur Ausbildung vom Kommilitonen jüngerer Jahrgänge herangezogen werden. Mehr und mehr Universitäten verlangen den TOEFL als einen Nachweis für die sog. *English proficiency* (s. a. Kap. 5.1).

Eine Famulatur in den USA ist also durchaus zu empfehlen, denn die Erfahrung im Umgang mit Patienten sowie die Einblicke in das System und die Abläufe, die verbesserten sprachlichen Fähigkeiten, die erhaltenen Referenzen und die geknüpften Kontakte sind eine optimale Basis für ein erfolgreiches PJ-Tertial.

Bewerbung

Auch bei der Bewerbung um ein PJ-Tertial sollte man mit einem Vorlauf von ***12 Monaten*** rechnen. Die erste Bewerbung sollte bei 10–30 möglichen Stellen erfolgen. Der elektronische Weg (e-Mail) über das Internet imponiert bei Kontaktsuche, initialem Anschreiben und Feedback als der effektivere und schnellere. Innerhalb von Stunden kann unter Umständen eine Zusage erfolgen, was das gesamte Procedere stark vereinfacht.

An das Anschreiben (*resume*) sollten folgende Unterlagen, gebündelt oder einzeln, als PDF-Dateien angefügt werden (s. a. Kap. 3.1.2):

Checkliste

- „Empfehlungsschreiben des Dekans" – *Dean's letter*
- Lebenslauf mit Foto – *curriculum vitae*
- Weitere Empfehlungsschreiben (2–3) – *Letter of Recommendation*
- Nachweis englischer Sprachkenntnisse (TOEFL)

Natürlich sind Telefonate mit den Sekretariaten und eine mustergültige Bewerbung ein mehr als ausreichender Nachweis von sprachlichen Fähigkeiten, aber auch in den USA floriert die Bürokratie und so bedarf es eines Zertifikates eines akkreditierten Testverfahrens.

Anerkennung

Einige Landesprüfungsämter erlauben ein sog. ***Splitting***. Dabei ist es möglich, ein 16wöchiges Tertial in zwei Blöcke à 8 Wochen zu teilen. Pro Block können zwei vierwöchige *electives* absolviert werden. Dieses Vorgehen ermöglicht, nur einen Teil des Tertials in den USA zu verbringen. Aber es ermöglicht auch, das gesamte Tertial an zwei Krankenhäusern der gleichen Universität oder verschiedener Universitäten abzuleisten.

Ist dies nicht möglich, muss i. d. R. das gesamte Kontingent von 20 Fehltagen dazu genutzt werden, eines der Tertiale auf ***zwölf Wochen*** zu verkürzen. Es empfiehlt sich, das USA-Tertial dann als letztes zu wählen, weil die anderen beiden zusammenhängend und fehlzeitenfrei bescheinigt werden müssen.

Die Tertiale dürfen nicht früher als zum 01.04. bzw. 01.10. eines Jahres beginnen und sollten nicht später als zum 31.03. bzw. 30.09. eines Jahres enden. Im ersten Fall würde die Zeit vor Beginn des neuen Semesters nicht anerkannt werden, im zweiten Fall kann der dritte Teil der Ärztlichen Prüfung erst später abgelegt werden.

In den Pflichtfächern ***Chirurgie*** und ***Innere Medizin*** ist darauf zu achten, dass das PJ-Bestätigungsschreiben für *Surgery* oder *General Surgery* beziehungsweise *Internal Medicine* oder *General Medicine* ausgestellt ist. Weiterhin müssen die jeweiligen Abteilungen über 80 Betten verfügen.

Da die Bestätigungsschreiben in der Landessprache abgefasst sein müssen, empfiehlt sich die Nutzung zweisprachiger Zeugnisvordrucke, um Übersetzungskosten zu reduzieren (s. Kap. 5.9). Diese sind bei

- den Landesprüfungsämtern,
- dem DFA,
- dem Marburger Bund und
- dem Hartmannbund erhältlich.

Datum der Ausstellung sollte frühestens der letzte Tag des Tertials sein. Trotzdem sollte man sich frühestmöglich mit dem zuständigen Sekretariat der *medical school* in Verbindung setzen.

Die Prüfung und Anerkennung durch das LPA ist kostenpflichtig!

3.4 Als Arzt in die USA

Als Arzt in die Vereinigten Staaten – warum nicht, oder auf jeden Fall. Ob ungebunden oder nicht, ob sesshaft oder rastlos – die amerikanische ärztliche Weiterbildung ist eine Option, die jeder in seiner persönlichen Laufbahnplanung prüfen sollte.

1. Die amerikanische Facharztausbildung gilt gemeinhin als die „Beste" in der Welt. In der Tat ist sie arbeitsintensiv, basisnah und lehrreich bei i. d. R. guter Betreuung.
2. Im Vergleich zu einer Vollausbildung in den USA sind die erforderlichen finanziellen Mittel ausschließlich für Prüfungen und den Bewerbungsprozess aufzubringen.
3. Unter Beachtung der Auflagen und in Absprache mit den LPA's und den Ärztekammern ist eine Anerkennung der AiP- und Weiterbildungszeit zwar aufwendig, aber im wesentlichen unproblematisch.
4. Durch die Möglichkeit, die Gebietsprüfung in den USA und in Deutschland abzulegen, erhält man eine bemerkenswerte Flexibilität bei der Wahl zukünftiger Orte der Berufsausübung.

5. Höhere Vergütung als AiP-Satz oder BAT IIa.
6. Mit voraussichtlicher Abschaffung des AiP zum 01.10. 2004 verringert sich der bürokratische Aufwand für die Anerkennung ärztlicher Tätigkeit noch einmal signifikant.

Aus der unbegründeten Angst heraus, ausländische Ärzte könnten ihren einheimischen Berufskollegen den Arbeitsplatz streitig machen, ist in Zukunft damit zu rechnen, dass die Anforderungen und Auflagen eher härter werden, jedoch weniger schnell als bisher.

3.4.1 Das Standard ECFMG Certificate

Die hauptsächlich in Philadelphia, PA, ansässige *Educational Commission for Foreign Medical Graduates* (ECFMG) ist mit der Aufgabe betraut, Medizinstudenten und Absolventen von medizinischen Hochschulen, die außerhalb der Territorien der USA und Kanada liegen, hinsichtlich ihrer fachlichen und sprachlichen Qualifikation zu beurteilen. Gleichzeitig hat die ECMFG neben ihrer evaluierenden auch eine zulassungsbeschränkende Funktion.

Ohne Zertifizierung durch die ECFMG ist eine ärztliche Tätigkeit, also Handlungen im medizinischen Kontext mit Patientenkontakt, in den Vereinigten Staaten fast nicht möglich. Bei einer Bewerbung um eine Weiterbildungsstelle *(residency)* in den USA sollte die Zertifizierung durch die ECFMG bereits weitestgehend abgeschlossen sein. Die ECFMG übernimmt dabei, bildlich gesprochen, die Rolle des Dekans aller medizinischen Hochschulen, die *international medical graduates* (IMG) ausbilden.

Der Erhalt des *ECFMG Certificate* bedeutet jedoch nur, dass man als Mediziner und Arzt einen gewissen Standard erfüllt. Die Legitimation, in den USA ärztlich tätig sein zu dürfen, ist keine Garantie für eine erfolgreiche Bewerbung und eine Weiterbildungsstelle. Neben der Frage, ob man die Anforderungen für die Zulassung erfüllt, steht immer die Frage nach dem Wie.

Durch die Uneinheitlichkeit der Lizenzierungsbestimmungen der verschiedenen *state boards* und der Anforderungen der verschiedenen Weiterbildungsprogramme bezüglich des Zeitpunktes, wann das *Standard Certificate* vorgelegt werden muss, kann es sehr leicht zu zeitlichen Engpässen bei einer Bewerbung für eine *residency position* kommen. Daher empfiehlt es sich, der Zertifizierung Vorrang zu geben. Das spart Geld und Enttäuschung.

Informationen zu den Zulassungsvoraussetzungen der jeweiligen Bundesstaaten und statistische Informationen über die Arbeit der *state boards* enthält das von der AMA herausgegebene Buch „*State Medical Licensure Requirements and Statistics*“, welches problemlos über die AMA oder Amazon.com zum Preis von ca. 75 US-Dollar bezogen werden kann. Dies erspart die Recherche bei den einzelnen *state boards*.

Voraussetzungen

Die beschriebenen Voraussetzungen sind nur für die Zertifizierung durch die ECFMG gültig und können von den Voraussetzungen für eine Vollapprobation durch die *state boards* abweichen. Durch aktuelle Änderungen im amerikanischen Zertifizierungssystem, die ab dem 01.01.2004 wirksam werden, haben sich einige Inhalte vereinfacht. Die aktuellen Bedingungen sind im jährlich (August) erscheinenden ***ECFMG-Information Booklet*** nachzulesen, welches als Download im Internet erhältlich ist.

3

Checkliste

- Bestandenes USMLE, Step I (*basic sciences*) und Step II (*clinical sciences*) innerhalb eines Zeitraumes von 7 Jahren.
- Abgeschlossenes Medizinstudium mit Teilapprobation (erforderlich ist aus amerikanischer Sicht das *„Ärztliche Prüfung diploma/3. Abschnitt Ärztliche Prüfung"* und ein *final medical school transcript)*
- Verifizierung der Approbation und des *final medical school transcript* durch die ECFMG mit dem LPA bzw. der medizinischen Hochschule
- Begleichung aller finanziellen Forderungen

Merke

Die vormals zeitliche Beschränkung des *Standard ECFMG Certificate* durch beschränkte Gültigkeit von TOEFL- und CSA-Resultaten ist durch die neuen Bestimmungen hinfällig.
Spätestens bei Antritt einer Weiterbildungsstelle ist ein gültiges *ECFMG Certificate* erforderlich.

Alle Dokumente, die im Verlauf des Prüfungs- und Zertifizierungsprozesses an die ECFMG versandt werden, müssen in ***englischer Sprache*** verfasst sein oder eine englische Übersetzung muss dem deutschen Dokument beigefügt sein. Für die Übersetzungen gilt folgendes:

Checkliste

- Übersetzungen können durch Regierungs- und Verwaltungsstellen, die medizinischen Hochschulen oder einen vereidigten Übersetzer angefertigt werden.
- Die Zertifizierung erfolgt durch die ausstellende Einrichtung oder einen Verantwortlichen/Repräsentanten, am besten durch ein Rundsiegel.
- Der Übersetzer muss mit Namen und Unterschrift identifizierbar sein.

Der Zertifizierungsprozess in der Praxis

Der Weg zum *Standard ECFMG Certificate* beginnt mit der Bewerbung für ein amerikanisches Staatsexamen (USMLE, s. Kap. 3.4.2), wobei es unerheblich ist, ob man Step I oder Step II CK zuerst in Angriff nehmen möchte. Vorab ist es erforderlich, die im Internet erhältlichen Informationsmaterialien (*Booklet*, www.ecfmg.org und www.usmle.org) zu studieren.

Die ECFMG bietet drei Anwendungen im Internet, die dem Bewerber eine große Hilfe sein können.

Interacitve Web Application. Zunächst sollte das IWA-Portal (http://iwa.ecfmg.org) Erwähnung finden. IWA steht für *Interactive Web Application*. Über IWA bewirbt man sich bzw. meldet sich für ein ***Examen*** an und kann Änderungen der Prüfungszeiträume beantragen, sofern erforderlich. Bei der Online-Anmeldung werden persönliche Informationen und Spezifika der Ausbildung sowie des Hochschulstandortes erfragt. Jeder Schritt der Abfrage ist mit Hilfs- und Auskunftsmöglichkeiten verlinkt, so dass man stets die aktuellen Informationen und Voraussetzungen parallel überprüfen kann. Die Anmeldung lässt sich jederzeit abspeichern und ist innerhalb von 14 Tagen korrigierbar. Spätesten dann ist jedoch der Abschluss der Anmeldung erforderlich.

Merke

Mit der Anmeldung ist auch die sofortige Zahlung der Prüfungsgebühren nötig. Zahlungsmöglichkeiten sind Kreditkarte, US-Check (nur bei Besitz eines amerikanischen Kontos und einer Sozialversicherungsnummer).

International Medical Education Directory. Bei Problemen mit Fragen zum ***Hochschulstandort*** und den ***Abschlüssen*** sollte man das IMED konsultieren. Das IMED (http://imed.ecfmg.org) steht für *International Medical Education Directory* und enthält die Informationen, die das ECFMG über ausländische medizinische Hochschulen bereithält. Alle Standorte in Deutschland sind mit Adressen vertreten. Es empfiehlt sich beim Ausfüllen der Online-Formulare während der Prüfungsanmeldung die IMED-Vorgaben zu verwenden, um unnötige Verwirrung bei der ECFMG zu vermeiden.

Online Applicant Status and Information System. Das dritte Portal ist OASIS (http://oasis.ecfmg.org). OASIS steht hierbei für *Online Applicant Status and Information System*. Mit der Anmeldung für ein Examen erhält man die ***USMLE/ECFMG-Nummer***, welche zur Anmeldung bei OASIS erforderlich ist. Das Portal bietet Überblick über

- den Status aller für die Prüfungen und Zertifizierung zu erbringenden Anforderungen,
- aktuelle Vorgänge,
- den Kontostand und
- alle Informationen, die über den Bewerber vorliegen.

Interaktive Möglichkeiten bietet OASIS, indem persönliche Daten online aktualisiert werden können; der größte Vorteil liegt jedoch darin, finanzielle Transaktionen vornehmen zu können. Das ist von entscheidender Bedeutung, weil das ECFMG-Konto nicht überzogen werden kann, was leider bei nicht vorhandener Deckung die Zurückweisung von Anmeldungen und Bewerbungen nach sich zieht.

Examina. Zwar müssen die ersten beiden Teile des USMLE innerhalb von sieben Jahren bestanden worden sein, um für eine Zertifizierung zugelassen zu werden, aber in der Praxis stellt das kein Problem dar.

Mögliche Reihenfolgen für das Ablegen der Examina sind:

- Step I → Step II CK → Step II CS
- Step II CK → Step I → Step II CS

Andere Reihenfolgen sind nicht möglich. Dabei ist zu beachten, dass das USMLE Step I frühestens im dritten Studienjahr abgelegt werden kann. USMLE Step II CK und Step II CS hingegen werden frühestens im letzten Studienjahr, also im PJ, bewilligt. Da der ECFMG nur die Information zur Verfügung steht, dass die Ausbildungszeit in Deutschland mit 6 Jahren beziffert sei, ist bei Studenten, die ihr Studium nicht in der Regelzeit beenden werden, ein Examen nach 5 Jahren legitim und in der Praxis bestätigt.

Info

Die besten Erfahrungen wurden bislang mit der Absolvierung von Step I nach dem 1. Staatsexamen gemacht. Durch die neuen Zertifizierungsbestimmungen empfiehlt sich die Absolvierung von Step II CK und CS mit einem oder zwei PJ-Tertialen in den USA in unmittelbarer Nähe zum dritten Staatsexamen/Hammerexamen.

Approbation. Unabhängig davon, ob bereits alle zur Zertifizierung nötigen Prüfungen abgelegt worden sind, erwartet die ECFMG unmittelbar nach Erlangung der (Teil)Approbation die Übersendung von zwei Kopien der Approbationsurkunde nebst der Kopien in englischer Sprache und ein aktuelles Passbild sowie zwei Kopien des final medical school transcript. Nach Erlangung der Approbation ist keine Prüfungsanmeldung oder die Beantragung des *Standard ECFMG Certificate* ohne die bereits erfolgte Verifizierung der Approbation möglich.

Nach Eingang der Unterlagen und einer zweiwöchigen Bearbeitungszeit schickt die ECFMG Unterlagen an das LPA bzw. die medizinische Fakultät der Universität. Zeitgleich informiert das ECFMG auch den Bewerber über den Vorgang; ebenso wenn der Vorgang erfolgreich abgeschlossen ist.

Bei Zeitdruck ist es ratsam, mit dem LPA in Kontakt zu treten und auf eigene Kosten einen Kurierservice (UPS, FedEx, Post, etc.) zu beauftragen.

Erhalt des Zertifikats. Nach Erfüllung aller Voraussetzungen und einer ausgeglichenen oder positiven Bilanz auf dem Konto stellt die ECFMG automatisch das Zertifikat aus, wobei mit einer Bearbeitungszeit von zwei Wochen zu rechnen ist. Das schließt Postlaufzeiten nicht ein!

Wenn Probleme oder Fragen auftreten, sollte man diese telefonisch klären, da Anfragen per Fax relativ lange Bearbeitungszeiten haben.

3.4.2 USMLE – United States Medical Licensing Examination

Seit 1994 ist das USMLE das verbindliche dreistufige Prüfungsverfahren, das einheitlich für amerikanische und internationale Mediziner zur Verfügung steht. Damit ist eine direkte Vergleichbarkeit der Ergebnisse gegeben, wobei Studenten amerikanischer Hochschulen 40 % höhere Bestehensquoten aufweisen (s. a. Kap. 2.2.1).

Das USMLE sollte man nicht leichtfertig anstreben. Zum einen sind für Step I und Step II CK (*clinical knowledge*) je 675 US-Dollar an Prüfungsgebühren zu bezahlen, zuzüglich eines Aufschlages von 155 US-Dollar für Step I und 175 US-Dollar für Step II CK, wenn man die Examina nicht in den USA ablegt. Zum anderen können die Examina bei Bestehen in einer Sieben-Jahre-Frist nicht wiederholt werden, was bedeutet, dass das Resultat beim ersten Bestehen zählt.

Obwohl die Direktoren von Weiterbildungsprogrammen stets betonen, wie sorgfältig und umfassend Bewerber beurteilt werden, sind amerikanische Medizinstudenten recht einhellig der Meinung, dass das wichtigste und teilweise einzige Kriterium das Abschneiden im USMLE gegenüber den Mitbewerbern ist. Gerade in den lukrativen, sehr begehrten und hart umkämpften *specialties* der orthopädischen, plastischen und kardiovaskulären Chirurgie sowie in der Radiologie ist es nicht selten erforderlich, Examensergebnisse über der 95. Perzentile vorweisen zu können.

Merke

Bei ernsthaften Ambitionen bezüglich einer amerikanischen Facharztweiterbildung ist ein gutes Abschneiden beim USMLE erforderlich. Dementsprechend intensiv und optimal sollte die Vorbereitung gestaltet sein.

Gerade deshalb ist es an dieser Stelle sinnvoll, kritisch zu hinterfragen, wie stark der Wunsch ist, den AiP und einen Teil der Assistenzarztzeit in den USA zu verbringen. Was für eine karriereorientierte universitäre Laufbahn auf jeden Fall von Vorteil ist, kann bei einem hohen Freizeit- und Selbstverwirklichungsanspruch, vielleicht verknüpft mit Familien- und Kinderwunsch, genau das Gegenteil von dem sein, was man mit der Vorbereitung, Finanzierung und Absolvieren des USMLE anstrebt.

Das gesamte USMLE, mit Ausnahme von Step II CS (clinical skills), ist ein computergestütztes Multiple Choice-Testverfahren, wird von Prometric™ erstellt und in Testcentern weltweit durchgeführt. Den deutschen Examina in medizinischen Inhalten und Test-psychologischer „Raffinesse“ nicht unähnlich, sind die Auswahlverfahren nicht auf die fünf Alternativen A bis E beschränkt, sondern können durchaus bis K reichen. Zusätzlich sind die Schwerpunkte und Herangehensweisen im Vergleich mit dem IMPP abweichend gestaltet und letztendlich sehr auf das amerikanische Gesundheitswesen abgestimmt.

Der Vorbereitungsgrad der amerikanischen Studenten wird von Jahr zu Jahr besser, so dass die Konstrukteure des USMLE das Testverfahren kontinuierlich anpassen. Als kennzeichnend für die Schwierigkeits- und Komplexitätsentwicklung soll folgendes Beispiel gelten: Wurde vor einigen Jahren im Rahmen einer Symptomdarstellung nach einer Diagnose wie beispielsweise Hepatitis gefragt, ist die aktuelle Itemkomplexität darauf ausgerichtet, den Pathomechanismus, also Lyse der Hepatozyten, zu erfragen.

Merke

Klinische Erfahrung in den USA im Rahmen einer Famulatur oder des Praktischen Jahres ist der Examensvorbereitung und Prüfungsleistung, v.a. bei Step II und III, sehr zuträglich.

Step I

Zeitpunkt. Der erste Abschnitt des USMLE wird von amerikanischen Medizinstudenten am Ende des zweiten Studienjahres an der *medical school* abgelegt und umfasst das *curriculum* der *basic science phase*. Daher fordert die ECFMG den Abschluss von zwei Jahren an der deutschen Universität, bevor ein Bewerber für das Examen zugelassen wird. Tatsächlich erwartet die ECFMG, dass der Lehrplan für das Examen auch absolviert wurde, weshalb eine Anmeldung nach drei Studienjahren in der Nähe zum 1. Staatsexamen sinnvoller und komplikationsloser ist.

Prüfungsinhalt. Einen kurzen Überblick gibt folgende Auflistung:

Checkliste

Fakten:

- Ca. 350 Fragen in sieben Blöcken à 60 Minuten
- Gesamtdauer 8 Stunden

Fächer:

- *anatomy,*
- *behavioral sciences,*
- *biochemistry,*
- *microbiology,*
- *pathology,*
- *pharmacology,*
- *physiology,*
- *interdisciplinary topics, such as nutrition, genetics, and aging.*

Prometric™ kann die Medizin bei der Testkonstruktion auch nicht neu erfinden. Aber trotz der langjährigen Prüfungsroutine auf dem *college* und in der *medical school* sehen viele amerikanische Absolventen den Step I als das schwerste aller Examen an. Eine große Schwierigkeit ist gerade die Anwendung der Grundlagenwissenschaften auf klinische Fragestellungen. Daher profitiert man erheblich, wenn man sich ausführlich die Allgemeine und die Spezielle Pathologie sowie die Innere Medizin vorher angelesen hat. Für Zweites ist ein kleineres Werk wie der „Schettler" jedoch ausreichend.

Vorbereitung. Das jährlich überarbeitete Buch„*First Aid for the USMLE Step I*", welches problemlos über www.amazon.com bezogen werden kann, gibt einen guten Überblick über Struktur, Inhalte, Durchführung und Finten des Examens. Weiterhin enthält es konkrete Bearbeitungshinweise und ein Sonderkapitel für ausländische Studenten. Es empfiehlt sich, das „*First Aid*" bereits vor der eigentlichen Vorbereitung zu lesen.

Merke

Amerikanische Studenten schwören auf das „*First Aid for the USMLE Step I*".

Für eine gezielte Bearbeitung der einzelnen Fächer greifen die meisten Studenten auf folgende Publikationsreihen zurück (sortiert in absteigender Reihenfolge der Beliebtheit):

Checkliste

- The National Medical Series for Independent Study (NMS)
- Appleton & Lange Review Series
- Board Review Series

Info

Gerade bei schwierigen Fächern, wie Mikrobiologie, Anatomie, Neuroanatomie und Pharmakologie greifen die Amerikaner gern auf eine Buchreihe zurück, die den Titel „(Fachbezeichnung) *made ridiculously simple*" trägt. Wissenslücken und Verständnisschwierigkeiten sollten jedoch besser in den deutschsprachigen Abhandlungen geklärt werden.

Bei einem täglichen Lernpensum von 6–10 Stunden, je nach Lerntyp, ist eine Vorbereitungszeit von 8 Wochen ausreichend für eine optimale Examensvorbereitung, gute Vorkenntnisse vorausgesetzt. Die Kalkulation eines zusätzlichen Monats für Einarbeitung, Organisation und Versandzeiten von Büchern ist durchaus empfehlenswert und vermeidet zeitliche Engpässe.

Step II clinical knowledge (CK)

Zeitpunkt. Der zweite Abschnitt des USMLE wird von den amerikanischen Medizinstudenten im vierten Jahr der Ausbildung abgelegt und umfasst das *curriculum* der *clinical science phase*. Die ECFMG fordert von ausländischen Studenten mind. 4 Jahre abgeschlossenes Vollzeitstudium. Um die verschiedenen Ausbildungssysteme zu berücksichtigen, müssen sich die Bewerber innerhalb der letzten 12 Monaten vor Abschluss des Studiums (Ärztliche Prüfung) befinden. Da Step II gezielt auf klinisches Wissen zurückgreift, was nur im Krankenhausalltag zu erwerben ist, v. a. im amerikanischen, ist von einem Examen vor dem dritten Abschnitt der deutschen Ärztlichen Prüfung grundsätzlich abzuraten. Ein besseres Verständnis und eine bessere Ausgangsbasis erhält man zweifelsohne durch klinische Erfahrungen in den USA selbst.

Prüfungsinhalt. Während der letzten beiden Ausbildungsjahre an der *medical school* lernen die amerikanischen Kollegen den Klinikalltag kennen, betreuen relativ eigenverantwortlich Patienten, stellen Diagnosen, erarbeiten Therapieschemata und müssen sich auch mit Prognosen, Epidemiologie, Präventivmedizin und Management auseinandersetzen (s. a. Kap. 2.2.1). Testkonstruktion und -schwierigkeit unterscheiden sich nur geringfügig von den angewandten Prinzipien in Step I. Neu ist jedoch der Perspektivenwechsel. Der klinische Aspekt tritt klar in den Vordergrund, wobei Prometric™ auch gern auf Inhalte von Step I zurückgreift. Auffällig ist ein hoher Fragenanteil aus der Gynäkologie und Geburtshilfe.

Einen kurzen Überblick gibt folgende Auflistung:

Checkliste

Fakten:
- Ca. 370 Fragen in acht Blöcken à 60 Minuten
- Gesamtdauer 9 Stunden

Fächer:
- *internal medicine,*
- *obstetrics and gynecology,*
- *pediatrics,*
- *preventive medicine,*
- *psychiatry,*
- *surgery,*
- *other areas relevant to provision of care under supervision.*

Als besondere Härte empfinden amerikanische Studenten Fragen bezüglich der weiteren Vorgehensweise (Therapie) in einem dargestellten klinischen Fall. Bemängelt wird die subjektiv schlecht empfundene Ausgangslage, da audiovisuelle und taktile Informationen in den Fallbeschreibungen fehlen können, so dass sich die Differentialdiagnose schwierig gestaltet.

Vorbereitung. Im Gegensatz zum Step I des USMLE ist das „*First Aid for the USMLE Step II*" nicht die ultimative Wahl zur Erlangung von Übersicht und gezielter Vorbereitung. Auch die anderen zahlreichen Publikationen zum Step II CK werden als nicht optimal eingeschätzt, so dass sich kein klarer Favorit ergibt. Der Markt und die Nachfrage ist jedoch vorhanden, so dass sich durch die jährlichen Revisionen die Situation schnell ändern kann.

Unter www.amazon.com findet man bei der Suche nach Literatur für den Step II die gewohnten Rezensionen von Nutzern. Da Medizinstudenten offensichtlich weltweit die gleichen Vorlieben und Probleme teilen, findet man auch recht schnell Rezensenten, die die gleichen oder ähnliche Anforderungen an Lehrmittel stellen wie man selbst. Eine weitere sehr nützliche Hilfe sind erstellte Favoritenlisten der Nutzer, die zumeist auch jedes einzelne Buch kommentieren.

Für die Nachbearbeitung der einzelnen Prüfungsfächer bevorzugen die amerikanischen Medizinstudenten die „*Board Review Series*". Aber die schon erwähnte NMS und *Appleton & Lange* bieten vergleichbares Studienmaterial.

Info

Bei einem Aufenthalt in den USA und Interesse am USMLE kann man Exemplare der verschiedenen *Review Series* bei bekannten Franchisern wie BORDERS und Barnes & Nobles einsehen.

Amazon.com bietet von vielen Büchern auch bis zu 30 Beispielseiten.

Bei der Vorbereitungsdauer für den Step II CK sollte man natürlich etwas großzügiger kalkulieren, als beim Step I. 12 Wochen mit täglichen Lernzeiten von 6–10 Stunden und weitere 4 Wochen als Puffer gelten als adäquat.

Gerade im Internet findet man Kommentare von amerikanischen Medizinstudenten, dass man wenig oder am besten gar keine Energie auf das USMLE Step II CK verschwenden sollte. Zum einen hätte man die Lerninhalte sowieso schon einige Male durchgenommen, zum anderen würden die Resultate den Programmdirektoren erst vorliegen, wenn die Zusagen für die *residency positions* bereits versandt worden sind. Abgesehen von dieser fragwürdigen Einstellung und Aussage müssen gerade IMG damit rechnen, dass Programmdirektoren sehr wohl die Scores des zweiten Abschnitts prüfen möchten; wichtiger ist jedoch die Tatsache, dass bedingt durch den ECFMG-Zertifizierungsprozess die USMLE Step II CK-Resultate in aller Regel *vor* einer Zusage bei den *program directors* vorliegen.

Step II clinical skills (CS)

Das seit 1998 für alle IMG einheitlich erforderliche *Clinical Skills Assessment* (CSA) stellte die letzte und schwierigste Hürde für den Erhalt eines *Standard ECFMG Certificate* dar. Das mit 1200 US-Dollar teuerste Testverfahren konnte zudem auch nur in Philadelphia, PA oder Atlanta, GA durchgeführt werden, was den finanziellen Aufwand noch um die Flug- und Unterbringungskosten erhöhte.

In jüngster Vergangenheit wurde in den USA ein Feldversuch durchgeführt, der die Relevanz eines dem CSA ähnlichen Verfahrens prüfen sollte. Im Ergebnis dieser Untersuchung wurde im Sommer 2003 entschieden, das CSA mit geringen Anpassungen in das USMLE Step II als Step II CS zu integrieren sowie zur Voraussetzung für das ECFMG Certificate und das USMLE Step III zu erheben. Die offizielle Einführung soll ab Mitte 2004, die Anmeldungsmöglichkeit ab 01.01.2004 erfolgen. Um dem erhöhten Bewerberandrang entsprechen zu können, werden drei weitere Testcenter in Los Angeles, CA, Houston, TX und Chicago, IL aktiviert. Die Gebühr von $ 1200 bleibt zunächst unverändert.

Die folgenden Ausführungen sind eng an das CSA angelehnt, wobei konkrete Abweichungen des USMLE Step II CS eingearbeitet sind.

Testablauf. Während des Testtages wird man innerhalb von 8–9 Stunden mit 10–12 verschiedenen Patienten und Symptomkonstellationen konfrontiert, von denen 10 gewertet werden. Bei den Patienten handelt es sich um medizinische Laien, die eigens für dieses Testverfahren rekrutiert und vorbereitet werden. Die Interaktion zwischen den sog. *Standardized Patients* (SP) und dem Prüfling wird videodokumentiert und durch Ärzte und die SP nach standardisierten Kriterien bewertet.

Themengebiete. Die Schwierigkeit der Fälle ist von untergeordneter Bedeutung. Die fachlichen Hintergründe stammen aus dem *Primary Care*-Bereich, also Allgemeinmedizin, Innere Medizin, Chirurgie, Gynäkologie/Geburtshilfe, Pädiatrie und Psychiatrie, mit akut bis chronischen Krankheitsverläufen. Dabei gilt die Devise „Was häufig ist, ist häufig...“. Komplizierte Verläufe und seltene Krankheitsbilder sind nicht zu erwarten. Wesentlich bedeutsamer ist die Aufstellung von Differentialdiagnosen.

Patientenbeurteilung. Der größte psychologische Stressor des CSA/USMLE Step II CS ist der Zeitdruck. Für eine Patienteninteraktion stehen 15 Minuten zur Verfügung, in der bei Wahrung aller Formen die relevanten anamnestischen Informationen zu sammeln und die fokussierte Befunderhebung mittels körperlicher Untersuchung durchzuführen sind. Anschließend stehen weitere 10 Minuten zur Verfügung, um eine gut strukturierte und inhaltlich adäquate *patient note (PN)*, einen Kurzbericht, zu verfassen. Dabei ist der Patient mit der entsprechenden Würde und Einfühlsamkeit zu behandeln und über den Erkenntnisgewinn und das geplante Vorgehen des „Arztes“ zu informieren. Nicht von ungefähr erinnert diese Schilderung an die berüchtigten Werbespots der Überraschungseier.

Daher soll in den folgenden Abschnitten das CSA/USMLE Step II CS aufgeschlüsselt und die Bewertungskriterien herausgestellt werden.

Ablauf einer typischen Patienteninteraktion

An der Tür des Untersuchungsraumes ist eine Notiz angebracht, auf der Name, Alter, Geschlecht, Hauptbeschwerde und Vitalzeichen des SP vermerkt sind. Mit diesen Informationen betritt man den Untersuchungsraum und stellt sich dem Patienten vor. Zunächst stellt man offene Fragen, um die Symptomatik zu explorieren und einzugrenzen. Anschließend arbeitet man mit direkten Fragen, um notwendige Details herauszuarbeiten. Die Anamnese sollte möglichst komplett sein. Neben der Jetzt-Anamnese ist es unabdingbar nach der *past medical history, family history, current medication* und *allergies* zu fragen. Anschließend sollte man den SP fragen, ob er Fragen oder Verständnisschwierigkeiten hat.

Darauf folgt die körperliche Untersuchung.

> **Merke**
>
> Vor der körperlichen Untersuchung die Hände waschen!

Ganz im Gegensatz zur gewohnten Statuserhebung sollte man in den wenigen Minuten symptomorientiert und zügig voranschreiten. Bestimmte Untersuchungen sind jedoch untersagt.

Checkliste

- rektale Untersuchung
- Untersuchung der Genitalien und des Damms
- Untersuchung der weiblichen Brust
- Bestimmung des Kornealreflexes
- Tiefe oder kräftige Palpitation des Abdomens

Neben dem eigenen Stethoskop, was für die Untersuchung Verwendung finden sollte, sind in jedem Raum Handschuhe, ein Otoskop und ein Ophtalmoskop vorhanden. Die einzelnen Untersuchungen müssen dem Patienten angekündigt werden und eine untersuchungsbegleitende Gesprächsführung ist der Evaluation förderlich. Während der Untersuchung soll sich der SP möglichst wohl fühlen und nicht untersuchte Körperpartien müssen bedeckt oder bekleidet sein.

> **Merke**
>
> Niemals aus falschem Schamgefühl oder Zeitdruck durch die Kleidung untersuchen.

Nach Abschluss der körperlichen Untersuchung sollten die Ergebnisse und die Empfehlung des „Arztes“ mit dem Patienten kurz erörtert werden. Wichtig ist hierbei, mögliche Unklarheiten zu eruieren und auf Nachfragen der SP adäquat zu reagieren. Die SP sind speziell für ihren Fall trainiert, wozu auch eine mögliche Non-Compliance gehört.

Merke

Daher nie verständnis- und rastlos wirken.

Nach der Verabschiedung verlässt man den Raum und widmet sich der *patient note*.

Bewertungskriterien

Drei Kriterien werden zur Evaluation der Kandidaten herangezogen, wobei in allen Kriterien die Mindestanforderung erreicht werden muss, um den Step II CS zu bestehen.

Integrated Clinical Encounter (ICE). Das erste Kriterium ist das Integrated Clinical Encounter (ICE), was sich in die Bewertung der Anamnesen- und Befunderhebung (***data gathering***, *DG*) und in die Bewertung der ***patient note*** unterteilt.

Nachdem der Kandidat den Untersuchungsraum verlässt, bewerten die SP die Leistung des Kandidaten anhand eines für ihren Fall erstellten Evaluationsbogens nach dem K. O.-Prinzip.

Wurde eine bestimmte Information erfragt, wurde eine bestimmte Untersuchung durchgeführt? Die Qualität und Technik der Untersuchung wird durch die Videoaufzeichnung überprüft.

Die *patient note* wird von Medizinern unter folgenden Gesichtspunkten begutachtet, wobei zwischen ausführlicher und stichpunktartiger Schreibweise keine Qualitätsunterschiede gesehen werden:

Checkliste

- Organisation und Struktur
  - Klare Herausarbeitung der Beschwerden, sinnvolle Herangehensweise bei der Erarbeitung und Differenzierung, v. a. bei der durchgeführten und weiteren Diagnostik
- Qualität der Informationen
  - Detailfülle und signifikant positive und negative Informationen und Befunde
- Interpretation der Daten
  - Sinnvolle/Stimmige Differentialdiagnosen

- Unnötige/Gefährliche Handlungen/Anordnungen
  - Risiko/Gefährdung, Kosten, Indikationsstellung
- LESBARKEIT

Die erreichten Punkte- und Prozentzahlen aus dem *data gathering* und der *patient note* werden miteinander verrechnet und aus den zehn gewerteten Simulationen der Durchschnitt errechnet.

Damit lassen sich schlecht Leistungen der einen Disziplin mit einer guten Leistung in der anderen kompensieren und ebenso eine verpatzte Patienteninteraktion mit einer besonders gut gelungenen. Deshalb gilt auch am Testtag die Ruhe zu bewahren, wenn einmal nicht alles wunschgemäß verlaufen ist, da die Gesamtleistung bewertet wird.

Communication/Interpersonal Skills Das Zweite der angesprochenen Hauptkriterien ist die Arzt-Patienten-Kommunikation. Die SP bewerten die Kandidaten dabei nach folgenden Kriterien mit einem 4-Punkte-System, wobei bereits die 2 für „grenzwertig ausreichend" (*marginally satisfactory*) steht:

Checkliste

- Interview und Information sammeln
  - Fragenpräzision, Effektivität der Fragetechnik, allgemein verständliche Sprache, Überprüfen und Zusammenfassen von Informationen, Effektivität der Übergänge in der Anamnese
- Beratung und Erläuterung
  - Präzision von Informationen, Gründlichkeit, deutliche und angemessene Wahl von Worten und Inhalten, Klarheit und Schlüssigkeit der Beratung
- Kontaktherstellung/Beziehungsaufbau
  - Aufmerksamkeit gegenüber dem SP, angemessene Körpersprache, Einfühlungsvermögen und emotionale Stützwirkung
- Umgangsformen/Auftreten
  - Sich Vorstellen, angemessenes Benehmen, selbstbewusstes Auftreten, Einstellung, Verhalten bei der körperlichen Untersuchung, Hygiene, Bedecken/Aufdecken von Körperpartien

Aus dieser Auflistung wird sehr deutlich, dass der Vorbereitungsaufwand für das USMLE Step II CS nicht unterschätzt werden sollte, da die Meßlatte an die sog. *Soft Skills* hoch angesetzt ist. Aber auch bei der Arzt-Patienten-Kommunikation gilt, dass aus den Einzelergebnissen ein Durchschnittswert errechnet wird, weshalb eine subjektiv als misslungen empfundene Patienteninteraktion noch lange keinem Nicht-Bestehen gerecht wird.

Spoken English Proficiency. Durch die Einführung des USMLE Step II CS entfällt der *Test of English as a foreign language* (TOEFL) als Zugangsvoraussetzung für das CSA und das *ECFMG Certificate.* Deshalb ist dieser Teil und die Vorbereitung darauf äußerst bedeutsam, da ein Nichtbestehen bei der Bewertung der sprachlichen Fähigkeiten einem Nichtbestehen des Step II CS entspricht.
Bewertet wird hierbei die inhaltliche Verständigung, akustische und artikulierte Verständlichkeit, die Betonung, die Grammatik, die Anpassungs- und Korrekturfähigkeit/-verhalten sowie der Aufwand des *Standardized Patient*, den Bewerber zu verstehen.

Vorbereitung

Famulatur/PJ. Eine gute Vorbereitung auf das USMLE Step II CS stützt sich auf Erfahrungen im amerikanischen Krankenhausalltag. Somit ist die beste Vorbereitung einen Teil der 120tägigen Famulatur in den USA zu verbringen. Es ist fast schon ein MUSS. Nirgendwo sonst erlernen sich Umgangsformen, Sprachen und die landesüblichen Anamnese- und Befunderhebungstechniken besser als direkt in den Vereinigten Staaten. Noch besser wäre es natürlich auch einen Teil des Praktischen Jahres dort zu verbringen, um Gelerntes aufzufrischen und zu vertiefen. So mancher deutsche Kandidat hat auch bereits erfolgreich versucht, ein oder zwei PJ-Tertiale in den USA zu verbringen und USMLE Step II sowie das CSA direkt im Anschluss abzulegen. Gleiches ist im Hinblick auf Step II CK/CS ebenfalls möglich. Das spart Flugkosten, einen Teil der Prüfungsgebühren und garantiert absolute Praxisnähe bei der Vorbereitung. Dieser Weg ist natürlich organisatorisch aufwendig, aber durchaus zu empfehlen.

Literatur. Die unabdingbare Empfehlung für eine praktische Tätigkeit in den USA und die Vorbereitung auf das CSA/Step II CS ist das Studium des *„Bates' (Pocket) Guide to Physical Examination and History Taking"*. Neben der Vertiefung der Anamnese- und Befunderhebungstechniken in einem Standardwerk bietet das Buch auch eine gute Vorbereitung bezüglich des *medical english.* Weitere Verwendung können die englischsprachigen Pockets und Pocketcards des Börm Bruckmeier Verlages (www.media4u.com) finden. Als Nachschlagewerke können die bereits im Kapitel 3.1 aufgeführten Medizinischen Wörterbücher dienen.

Natürlich können Informationen zum CSA/Step II CS auch aus Büchern bezogen werden. Eine direkte Kaufempfehlung lässt sich aufgrund der unterschiedlichen Ansprüche und Erfahrungen leider nicht machen. Folgende Publikationen sind erschienen und über Amazon.com erhältlich:

Checkliste
- Erich A. Arias "NMS Review for the Clinical Skills Assessment Exam"
- Jo-Ann Reteguiz et al. "Mastering the OSCE/CSA"

Fernsehserien. Manchmal ist ein Klinikaufenthalt in den USA aus persönlichen oder finanziellen Gründen nicht möglich. Wer dennoch gewillt ist, das CSA abzulegen, dem sei angeraten keinen Aufwand zu scheuen, an originalsprachige Aufnahmen (VHS/DVD) von Fernsehserien wie *„emergency room"* und *„Chicago Hope"* zu gelangen. Diese bieten die brauchbarsten Arzt-Patienten-Gespräche.

Info
Anamnesegruppen und Rollenspiele können Schwächen bei der Interaktion mit Patienten verbessern.

ECFMG. Einen sehr guten Überblick bietet auch das noch erhältliche CSA-*Candidate Orientation Material* (COM), das auf der Internetanwendung der ECFMG zum Download bereitsteht.

Marburger Bund. Die Marburger Bund Stiftung e.V. bietet neben kostenlosen Orientierungsveranstaltungen und Vorbereitungskursen für das USMLE Step I (€ 230) auch Vorbereitungskurse auf das *Clinical Skills Assessment/Step II CS* (€ 50). Neben den verfügbaren Informationsmaterialien, die in den Infotheken der Amerika-Häuser teilweise kostenlos nutzbar sind, bietet sich hier v.a. für Studenten und Ärzte, die keine klinischen Erfahrungen in den USA sammeln können oder konnten, die wahrscheinlich beste Möglichkeit in Deutschland, die spezifischen Anforderungen der Prüfungssituation optimal zu trainieren.

Durchführung

Das übliche durch Absolventen geschilderte Szenario währt drei Tage. Am ersten Tag erfolgt die Anreise und die Suche einer Unterkunft. Unterkünfte in der Nähe der Flughäfen sind i.d.R. etwas teurer als in der Nähe der Testcenter. Zwischen 50 und 100 US-Dollar sollten aber in jedem Fall für eine Übernachtung eingeplant werden.

Pünktliches Erscheinen am zweiten Tag, dem Testtag, ist unbedingt erforderlich. Transportzeiten, -möglichkeiten und -kosten sollten spätestens am Vortag geklärt worden sein. Mitzubringen sind ein Kittel und ein Stethoskop. Selbstverständlich ist das gepflegte Erscheinen in Hemd, Hose und Krawatte. Es schadet überhaupt nicht dabei etwas mehr zu investieren und in Anzughose, einem guten Hemd mit fein abgestimmter Krawatte zu erscheinen. Das zahlt sich beim ersten Kontakt mit den SP aus.

Die Testdurchführung im Reisegruppen-Stil ist engmaschig geregelt und duldet keine Ausnahmen. Ein Betreuer ist jederzeit verfügbar. Kommunikation ist nur auf Englisch gestattet, auffälliges Benehmen und Austausch über die SP führt zum sofortigen Ausschluss. Das Testgelände kann nicht verlassen werden, solange die Durchführung nicht abgeschlossen ist.

Das CSA/Step II CS beinhaltet zwei Pausen. Die erste Pause von 30 Minuten findet nach dem vierten Patientenkontakt statt, die zweite Pause von 15 Minuten nach dem achten SP. Mitgebrachte Verpflegung und Getränke sind gestattet, Rauchen jedoch nicht.

Die Resultate werden der ECFMG nach 6-8 Wochen zugestellt, was leider sehr an den Nerven der Kandidaten zehrt und eine beträchtliche Unsicherheit mit sich bringt. Eine Verkürzung dieses Zeitraumes wurde bislang nicht in Aussicht gestellt, in der Einführungsphase des USMLE Step II CS ist sogar mit weiteren Verzögerungen zu rechnen.

Step III

Zeitpunkt. Der dritte Abschnitt des USMLE kann nur in den USA absolviert werden und ist das letzte Hindernis vor dem Erwerb einer *unrestricted medical licensure*. Anders als bei den vorangegangenen Schritten sind die Voraussetzungen für eine Zulassung nicht einheitlich geregelt, sondern spezifisch für jeden Bundesstaat. Die allgemeine Empfehlung ist, das letzte Examen nach dem ersten Weiterbildungsjahr (PGY-1) abzulegen (s. Kap. 2.2.2). Im Extremfall Kalifornien ist es jedoch erst nach drei Weiterbildungsjahren möglich. Üblicherweise legen die amerikanischen Kollegen die Prüfung innerhalb der ersten beiden *residency years* ab. Auch die meisten *international medical graduates* folgen diesem Beispiel.

Wer jedoch noch die AiP-Zeit in Deutschland absolvieren möchte oder muss, sollte bei den *state boards* nachfragen, ob mit *Standard ECFMG Certificate* und Anrechnung der AiP-Zeit eine Zulassung zum Step III möglich ist.

Info

Mit bestandenem USMLE Step III und nach Erhalt einer *unrestricted medical licensure* kann können Visa der H-Kategorie beantragt werden, womit man die Heimkehrpflicht der J-Visa (Kap. 5.4.3) umgehen kann.

Prüfungsinhalt. Das Examen selbst greift auf die Inhalte des Step II zurück. Die Perspektive wechselt jedoch zu der eines Arztes. Neben dem medizinischen Hintergrundwissen und den klassischen Aufgaben des Arztes ist Patientenmanagement der wichtigste Baustein. Die simulierten Prüfungssituationen reichen von akut lebensbedrohlichen Fällen über den normalen Patientenkontakt in Praxis und Klinik bis zur Betreuung chronisch kranker

Patienten. Dabei variieren die Hintergrundszenarien vom *emergency room* über Station und Praxis bis zu Patienteninteraktionen am Telefon.

Die Simulation der Fälle erfolgt mittels eines speziellen Computer-Programms, dem Primum™ CSS (*Computer Based Case Simulations*). Diese Simulationssoftware stellt Informationen zu Anamnese und körperlicher Untersuchung bereit, Laborwerte, Lebenszeichen etc. Während der Fallsimulation kann der Prüfling weitere Laboruntersuchungen anfordern, Medikamente, Konsile und Prozeduren anordnen. Der Zustand des Patienten ändert sich gemäß dem Krankheitsverlauf, der Wirksamkeit und Effektivität der getroffenen Anordnungen.

Vorbereitung. Junge amerikanische Ärzte nutzen für die Vorbereitung des dritten Abschnitts des USMLE die Literatur, die sie bereits für die Vorbereitung des Step II verwendet haben. Die klinische Erfahrung, die während des ersten Jahres der *residency* gesammelt wurde, ist die beste Vorbereitung.

Allgemein gilt die Aussage, dass nach Ablegen von Step I und II des USMLE der dritte Teil keine tatsächliche Hürde darstellt. Schwierigkeiten bereitet v. a. der Umgang mit der Primum™ Simulationssoftware. Diese Problematik kann jedoch enorm gemildert werden, wenn man sich für eine gebührenpflichtige Trainingseinheit an einem der Testcenter entscheidet.

Anmeldung

Organisationen. Die schnellste und kostengünstigste Variante der Anmeldung für ***Step I oder II*** des USMLE ist IWA. Die Anmeldung für ***Step III*** erfolgt in jedem Fall über das NBME (*National Board of Medical Examiners*). Vor der Anmeldung sollte man jedoch bereits die *Information Booklets* der ECFMG und des USMLE gelesen haben (s. Kap. 3.4.1).

Unterlagen. Darüber hinaus sind folgende Dinge erforderlich:

Checkliste
- Reisepass oder Personalausweis
- Kreditkarte
- Kalender
- e-Mail-Adresse

Bei der ***Anmeldung*** für die Prüfung werden
- persönliche Informationen,
- Hintergründe der Ausbildung und
- Prüfungszeiträume erfragt.

Der Vorgang ist einfach und verständlich gestaltet. Direkte Hilfe ist jederzeit möglich und ein Zeitdruck besteht nicht, da der Vorgang jederzeit abgespeichert und innerhalb einer Zwei-Wochen-Frist beendet werden kann. Am Ende des Vorgangs ist jedoch die Zahlung der Prüfungsgebühren fällig. Kreditkartentransaktionen sind hierbei am billigsten und v. a. besteht die Garantie, dass auch die erforderliche Summe bei der ECFMG vollständig verbucht wird.

Merke

Bei Namen, die Umlaute (ä, ö, ü) enthalten, ist die international gebräuchliche Schreibweise zu verwenden. Diese findet sich an der unteren Kante des Passes bzw. des Personalausweises. I. d. R. wird aus „ä" dann „ae". Gleiches gilt für die anderen Umlaute.
Um Missverständnisse zu vermeiden, sollten Namensträger mit Umlauten Unterlagen, die den Namen in deutscher Schreibweise enthalten, immer eine Kopie des Reisepasses beilegen.

Zeiträume. Bei der Anmeldung für ein Examen ist ein Zeitraum von drei aufeinander folgenden Monaten zu wählen, der für die Prüfung verwendet werden soll. Dabei ist zu beachten, dass alle für die Anmeldung erforderlichen Unterlagen spätestens 30 Tage vor Beginn des Prüfungszeitraumes bei der ECFMG eingegangen sein müssen.

Sollte der anvisierte Prüfungszeitraum die Jahresgrenze überschreiten, gelten ausschließlich die Bedingungen für das neue Jahr.

Bei zeitlichen Schwierigkeiten kann der Prüfungszeitraum über IWA, ebenfalls kostenpflichtig, um weitere drei Monate verlängert werden.

Ausgestellte Dokumente. Am Ende des Prozesses wird ein Formular ausgedruckt, auf dem der Dekan der jeweiligen deutschen Fakultät bestätigen muss, dass der Bewerber gegenwärtig an einer deutschen Hochschule im Bereich Medizin immatrikuliert ist.

Nach der Erstanmeldung erhält der Bewerber eine achtstellige ***ECFMG/USMLE-Kennziffer***. Ähnlich wie eine Sozialversicherungsnummer ist diese unveränderlich, fortwährend gültig und muss bei jeder Form der Kommunikation angegeben werden.

Sind alle Unterlagen bei der ECFMG eingegangen, benötigt diese etwa 10 Tage um die Anmeldung zu bearbeiten. Wenn es keine Beanstandungen gibt, sendet die ECFMG die Anmeldung zum NBME, welche dann innerhalb von 14 Tagen ein *scheduling permit*, eine Prüfungszulassung anfertigt, welche dann per Post zugestellt wird. Das *scheduling permit* enthält zwei wichtige Nummern, zum einen die ***scheduling number***, welche für den Kontakt mit dem Testzentrum bedeutsam ist, zum anderen die ***candidate identification number*** (CIN), die für die Durchführung des Examens am Computer vor jedem Prüfungsblock eingegeben werden muss.

Prüfungstermin. Nach Erhalt des *scheduling permit* kann man bei den Prometric™ Testzentren einen Termin für die Prüfung vereinbaren. In Deutschland bieten diesen Service derzeit fünf Einrichtungen, wovon sich drei in Frankfurt/Main und jeweils eine in München und Berlin befinden.

Checkliste

Adressen:

Berlin
Prometric Testing Center
Torstrasse 49
10119 Berlin
030-44023850

Frankfurt am Main
Sylvan Technology Center
Zeil 5
60313 Frankfurt am Main
069-1337410

München
Prometric Testing Center
Nymphenburger Strasse 20a
80335 München
089-5205610

Anmeldung für USMLE Step II CS

Die Anmeldung für das CSA kann wiederum über das IWA-Portal der ECFMG abgewickelt werden. Für die erfolgreiche Anmeldung verlangt die ECFMG bereits den bestandenen ersten Abschnitt des USMLE (Step I) und Step II CK.

Wie bei jeder Anmeldung erwartet die ECFMG eine Immatrikulationsbescheinigung, die vom Büro des Dekans der jeweiligen medizinischen Fakultät unterzeichnet sowie gesiegelt sein muss und nicht älter als 4 Monate sein darf. Für Absolventen und Ärzte gilt ohnehin, dass das Zeugnis über die Ärztliche Prüfung, das final medical school transcript und Passfotos gemäß ECFMG-Vorgaben unmittelbar nach der (Teil-)Approbation zur Verfügung gestellt werden muss.

Die Prüfungsgebühr ist in gewohnter Weise im Voraus zu entrichten und erleichtert das Konto um 1200 US-Dollar.

Der Status der Zertifizierung und der Testanmeldungen kann jederzeit über OASIS überprüft werden.

Durchführung

Am Testtag ist neben pünktlichem Erscheinen (30 Minuten vor Beginn) das *scheduling permit* und der Pass/Personalausweis erforderlich. Bei Nichtbeachten der Voraussetzungen kann die Prüfung nicht durchgeführt werden und ein neuer Termin muss innerhalb des Prüfungszeitraumes kostenpflichtig vereinbart werden.

Das Examen muss in einem vorgegebenen Zeitrahmen absolviert werden. Auch für die einzelnen Fragenblöcke ist der Zeitrahmen auf 60 Minuten beschränkt. In der Gesamtdauer ist eine 15minütige Einführung und eine Gesamtpausenzeit von 45 Minuten enthalten. Die Nutzung, (Wozu, Wann, Wie viel?) der Pausenzeit ist jedem selbst überlassen. Bei Überschreitung der zur Verfügung stehenden Pausenzeit reduziert sich die Arbeitszeit des letzten Blockes um den entsprechenden Betrag.

Durch frühzeitiges Beenden der Einführung und der einzelnen Testblöcke lässt sich Pausenzeit hinzugewinnen.

Merke

Kurze Pausen mit Entspannungsübungen für Augen und Muskulatur spätestens nach jedem Testblock machen.
Durch die Dauer der Prüfungen schleichen sich (beabsichtigt) Erschöpfung und Konzentrationsschwächen ein.

3.4.3 Bewerbung um eine Weiterbildungsstelle – residency position

Wie bereits vorab erwähnt, hat die Zertifizierung durch die ECFMG vor Antritt einer *residency* zu erfolgen, ist aber keine Garantie auf eine Weiterbildungsstelle.

Bevor man sich also blind in den Bewerbungsprozess stürzt, sind einige Dinge zu beachten.

Faktor Zeit: Amerikanische Weiterbildungsprogramme beginnen jedes Jahr am 01. Juli, sofern dieser auf einen Wochentag fällt. Die Bewerbungsphase beginnt ca. 12-15 Monate im voraus. Dies impliziert enormen Zeit- und Erfolgsdruck, wenn man beabsichtigt, keine Leerlaufzeiten entstehen zu lassen, und bedeutet gleichermaßen den Verlust bzw. Gewinn eines Jahres, je nach Sichtweise, wenn sich eine Bewerbung zur nächsten Gelegenheit nicht ermöglichen lässt. Ein jeder muss hier Prioritäten setzen und sich darüber im klaren sein, dass nicht bestandene Zulassungsexamina automatisch die Kosten in die Höhe treiben und möglicherweise ein bereits gestarteter Bewerbungsprozess nicht erfolgreich zu Ende geführt werden kann und wiederholt werden muss. Daher empfiehlt sich für jeden, der diese Risiken scheut, einen Teil der AiP- und Weiterbildungsphase vorab in Deutschland bzw. Europa zu absolvieren, um sich dem Zertifizierungs- und Bewerbungsprozess in relativer Ruhe zu widmen (■ Tabelle 3.1).

Faktor Residency Program: Es gibt keine rechtsverbindlichen Grundsätze über Struktur und Zulassungsverhalten amerikanischer Weiterbildungsprogramme. Daher ist bei der Suche nach dem geeigneten Programm darauf zu achten, dass es eine Anerkennung durch die ACGME (*Accredited Council for Graduate Medical Education*) genießt. Damit ist sichergestellt, dass die amerikanische Weiterbildung auch von den *state* und *specialty boards* anerkannt wird. Einen Überblick über die verschiedenen Typen von Weiterbildungsprogrammen gibt folgende Auflistung:

Checkliste

- Categorial (C) positions – beginnen im ersten Jahr (PGY-1) der Weiterbildung und führen bis zum Abschluss bzw. der Facharztprüfung, Dauer 3–4 Jahre.
- Prelimimary (P) positions – beginnen ebenfalls im ersten Jahr der Weiterbildung und dienen der Orientierung oder sind Voraussetzung für den Eintritt in advanced positions. Vorkommen in Internal Medicine, Surgery oder Transitional Year. Dauer meist 1 Jahr, aber auch zweijährig möglich.
- Advanced (S) positions – beginnen im zweiten Jahr der Weiterbildung (PGY-2), setzen eine preliminary position voraus und führen bis zum Abschluss bzw. der Facharztprüfung, Dauer 2–4 Jahre. Die Bewerbung für advanced positions erfolgt zeitgleich mit der Bewerbung für preliminary positions.
- Resident (R) positions – beginnen im PGY-2 und sind für Ärzte mit vorangegangener Weiterbildung verfügbar. Details über erforderliche Dauer der Weiterbildung und Anerkennung der deutschen AiP- und Assistenzzeit sind individuell mit den *program directors* zu klären. US-Studenten können sich nicht auf R-positions bewerben.

Faktor Wettbewerb: 2002 wurden 20.602 PGY-1-Stellen angeboten. Von den 6585 *international medical graduates*, die an dem Match 2002 teilnahmen, haben 51,3 % eine Stelle erhalten. Die Absolventen amerikanischer Hochschulen hingegen hatten eine Match-Quote von 94,1 %. Viele der von den amerikanischen Studenten aufgrund der Lukrativität sehr begehrten Fach-

Tabelle 3.1 Wichtige Termine bei der Bewerbung (2003/2004) (Quelle ECFMG)

Jahr	Datum	Ereignis
2003	21. März	Bewerber können online über OASIS einen ERAS™ Token anfordern und bezahlen (75 US-Dollar).
	8. Juli	Die ECFMG sendet die ERAS™ Tokens per e-Mail, sofern diese bezahlt sind bzw. 75 US-Dollar Überschuss auf dem ECFMG-Konto vorhanden sind.
	15. Juli	Das System MyERAS startet. Inhaber eines Tokens können sich anmelden und die Arbeit an den Bewerbungen beginnen.
	2. Sept.	Das ERAS Post Office beginnt zu arbeiten. Es kann mit dem Versand der Bewerbungsunterlagen (CAF, Profil, Personal Statement/Resume) an die ausgewählten *residency programs* begonnen werden. Die ECFMG und ERAS übermitteln bereits eingescannte Dokumente (Dean's Letter, Transcript of Records, Letters of Recommendation, etc.).
	3. Sept.	Das *Applicant Document Tracking System* (ADTS) steht zur Verfügung. Es erlaubt, die Dokumentenbewegungen nachzuvollziehen (Upload, Transfer, Download durch die Programmdirektoren). Die ECFMG fährt fort mit dem Digitalisieren und Übermitteln von Bewerbungsunterlagen. Die *ECFMG Status Reports* (Zertifizierungsstatus) und *USMLE Transcripts* (Überblick über die gesamte Examenshistorie) werden aktualisiert.
	1. Nov.	Die Dean's Letters werden vom ERAS Post Office freigegeben, unabhängig vom Eingang bei der ECFMG.
	Nov. bis Dez.	Programmdirektoren beginnen mit Sichtung und Selektion der Bewerber.
	1. Dez.	Deadline für die Registrierung beim NRMP (the Match).
2004	31. Jan	Letzte Möglichkeit, das CSA erfolgreich ablegen zu können, damit die Ergebnisse rechtzeitig dem NRMP vorliegen.
	25. Feb.	Deadline für die Erstellung und Bestätigung der NRMP-Ranglisten.
	16. März	Das NRMP veröffentlicht nicht „gematchte" Positionen im Internet
	18. März	Das NRMP veröffentlicht die Resultate des Match im Internet. Die ECFMG versendet keine Tokens mehr online.
	30. April	Das ERAS Post Office schließt, das ERAS Programm 2003/2004 ist offiziell beendet.
	1. Juli	Einheitlicher Beginn der Weiterbildungsprogramme.

richtungen, wie die meisten operativen Fächer, Dermatologie und Radiologie haben kaum IMG unter Vertrag genommen. Absolventen der kanadischen Fakultäten werden den IMG i. d. R. vorgezogen, gute Chancen hingegen finden sich in der Allgemeinmedizin, Inneren Medizin, Neurologie, Pathologie und einigen anderen Bereichen.

95 % aller amerikanischen Weiterbildungsprogramme, was die meisten Gebietsbezeichnungen einschließt, haben sich dem ERAS®-System angeschlossen, über das die Bewerbungen für die Weiterbildungsstellen elektronisch auf den Weg gebracht wird und konventionelle Bewerbungen ausschließt. Gleichzeitig nehmen über 90 % eines amerikanischen Jahrgangs am seit über 50 Jahren bewährten NRMP teil. Die ECFMG fungiert dabei als *Dean's Office* für alle *international medical graduates.*

3

Merke

Die drei Weisen der Bewerbung um eine Weiterbildungsstelle:
ECFMG – *Educational Commission for Foreign Medical Graduates,* www.ecfmg.org.
ERAS® – *Electronic Residency Application Service,* www.aamc.org/eras und www.ecfmg.org/eras; Zusammenstellung der Bewerbung und Übermittlung an die ausgewählten Weiterbildungsprogramme.
NRMP – *National Resident Matching Program,* www.nrmp.org; Erstellen einer Rangliste für die ausgewählten Weiterbildungsprogramme, Verrechnung mit den Ranglisten der Programmdirektoren.

Daneben existiert natürlich noch die Möglichkeit der klassischen Einzelbewerbung und der Teilnahme an kleineren *matches*, wie z.B. dem *San Francisco Match.* Da jedoch die klassische Einzelbewerbung oftmals eine sog. *early decision* darstellt und die Bewerbung an weiteren Programmen ausschließt, ist sie aufgrund der schlechteren Eingangsvoraussetzungen für deutsche Mediziner nicht zu empfehlen, sofern ihr Leistungsstand nicht kontinuierlich über der neunzigsten Perzentile liegt. Die soeben erwähnten kleineren *matches* zeichnen vorwiegend verantwortlich für Stellen an der stark bevölkerten und begehrten Westküste der USA in den sehr gut honorierten *specialties.* Diejenigen unter den Lesern, die es vorwiegend in diese Region Nordamerikas zieht, sind selbstverständlich gehalten, dies bei der Stellenwahl zu berücksichtigen.

Stellensuche

Für die Stellensuche sind das bewährte und jährlich im April neu aufgelegte "***Green Book***" (*Graduate Medical Education Directory*, s. a. Kap. 2.2.2, 3.1.2) und sein Online-Pendant, die ***AMA-FREIDA-Datenbank*** (s. a. Kap. 2.2.2) die besten Instrumentarien.

Alle Informationen zu den Weiterbildungsprogrammen sind enthalten, so dass sich ohne große Schwierigkeiten und Zeitaufwand eine Auswahl von 20–50 Positionen erstellen lässt. Die Vorteile der FREIDA-Datenbank liegen in den Suchmöglichkeiten, wodurch sich der Zeitaufwand reduzieren lässt. Die Papierfassung hingegen bietet die höhere Informationsfülle und -vielfalt. Es ist also sinnvoll, eine Auswahl von Weiterbildungsprogrammen über FREIDA zusammenzustellen und anschließend diese Auswahl mit dem "*Green Book*" zu überarbeiten.

Wer den Kostenaufwand für den Erwerb des jeweils aktuellen GMED scheut, kann in den Infotheken der Amerika-Häuser und in den Deutsch-Amerikanischen Instituten dieses noch vor Beginn der Bewerbungsperiode einsehen und bei der Gelegenheit noch einige Tipps und Informationen zur aktuellen Situation erhalten.

Da die meisten Krankenhäuser, medizinischen Einrichtungen und Weiterbildungsprogramme in den Vereinigten Staaten im Internet vertreten sind, empfiehlt es sich, die Erstauswahl der möglichen Positionen im WWW zu überprüfen und die genauen Voraussetzungen an die Bewerbung, Deadlines, Erwartungen und Vergünstigungen zu recherchieren.

Merke

Obwohl der Großteil der Recherchen an diesem Punkt bereits abgeschlossen ist, gehört es nach wie vor zum guten Ton, die Programmdirektoren per e-Mail anzuschreiben und Informationen und eventuell Bewerbungsunterlagen anzufordern. Es ist auch unbedingt zu klären, ob das spezifische Programm tatsächlich in ERAS und NRMP partizipiert. Die Anschreiben lassen sich mit kleinen Recherchen in der MEDLINE und Informationen aus dem WWW hervorragend individualisieren.

Wenn die Unterlagen per Luftpost (*Priority Airmail*) versandt werden, muss man zwischen 7–21 Werktage darauf warten. Spätesten Ende Mai sollten daher die Anschreiben an die Programmdirektoren verschickt werden.

Am Ende der Stellensuche sollte man die Erstauswahl auf 10–30 Programme beschränken, da sonst die Kosten durch ERAS® und das Match zu einer beträchtlichen Summe auflaufen. Dies wird auch deutlich, wenn man sich die bei der AAMC anfallenden Gebühren anschaut, die mit der Anzahl der über ERAS eingereichten Bewerbungen beträchtlich ansteigen (◘ Tabelle 3.2).

Merke

Goldene Regel von Stellensuche und Bewerbung: Wer nicht wagt, der nicht gewinnt.

Tabelle 3.2 Gebühren der AAMC für übermittelte Bewerbungen (Quelle: AAMC)

Anzahl der Programme je Specialty	AAMC Gebühren
10 und weniger	60 US-Dollar pauschal
11–20	8 US-Dollar pro Bewerbung
21–30	15 US-Dollar pro Bewerbung
31 und mehr	25 US-Dollar pro Bewerbung

ERAS® – Electronic Residency Application Service

Checkliste

Voraussetzungen zur Nutzung

- Beliebiger Internetzugang
- Gültige e-Mail-Adresse
- ECFMG/USMLE-Nummer
- Kreditkarte oder US-Girokonto

Für die Nutzung von ERAS™ muss über OASIS ein *Token*, ein Codeschlüssel, bei der ECFMG angefordert werden, wobei die angegebenen Kontaktinformationen auf ihre Gültigkeit hin überprüft werden (s. Tabelle 3.1).

Noch bevor ERAS am 15. Juli eines Jahres offiziell beginnt, verschickt die ECFMG die *Tokens* per e-Mail, haftet aber nicht für den Empfang. Die von Freemail-Anbietern eingeführten Systeme zur Erkennung von Spam- und Bulkmail müssen also regelmäßig überprüft werden. Es ist in der Vergangenheit vorgekommen, dass die e-Mails von der ECFMG fälschlicherweise wegsortiert oder gelöscht worden sind.

Mit dem *Token* kann man sich dann ab dem 15. Juli unter http://www.myeras.aamc.org registrieren und mit dem Ausfüllen der Online-Formulare beginnen (s. Tabelle 3.1). Dabei wird auch erfragt, ob man bestimmte Dokumente, wie einen *Dean's Letter* oder ein *Transcript of Records* bereitstellen kann. Entgegen der offiziellen Empfehlung der ECFMG, dass IMG dies verneinen sollten, soll hier klar die Empfehlung ausgesprochen werden, entsprechende Dokumente anfertigen zu lassen und bereitzustellen. Andernfalls entsteht leider bei manchen Programmdirektoren leicht der unerwünschte Eindruck der Sonderbarkeit des Bewerbers und Minderwertigkeit seiner Ausbildungsstätte. Ausführliche Informationen zu Bewerbungsunterlagen sind in Kapitel 3.1 zu finden.

Den in ERAS® selektierten Weiterbildungsprogrammen können neben einem *Personal Statement/Resume* bis zu vier *Letter of Recommendation* je Programm zugeordnet werden, so dass tatsächlich jede Bewerbung personalisiert und angepasst werden kann. Die *Personal Statements* können mit einem Textverarbeitungsprogramm, wie MS Winword erstellt und dann per Kopieren und Einfügen online weiterverarbeitet werden. Das Schreiben der Statements während man sich online befindet, ist ohne einen permanenten Internetzugang an der Uni oder Klinik sehr kostenintensiv und manchmal auch durch Verbindungsabbrüche problembehaftet.

Merke

Die Schlüssel zu einer erfolgreichen Bewerbung und dem Match sind die Interviews.
Interviewtermine werden nur vergeben, wenn das Interesse von Programmdirektoren geweckt wird.
Neben den USMLE Scores ist also eine Gleichwertigkeit der Bewerbungsunterlagen im Vergleich zu amerikanischen Bewerbern erforderlich.
In einem Anschreiben oder dem Personal Statement daher ausdrücklich auf den Interviewwunsch und die Bereitschaft hinweisen.

Nicht wenige Weiterbildungsprogramme sind mit dem durch die ECFMG bereitgestellten *Status Report* unzufrieden und fordern von potentiellen Bewerbern ein sog. *USMLE Transcript*, welches neben den aktuellen Ergebnissen auch die gesamte Examenshistorie beinhaltet. Dieses kann über MyERAS gegen Zahlung von 50 US-Dollar bei der ECFMG angefordert werden.

Alle Bewerbungsunterlagen, die nicht online eingegeben werden können, müssen an die ECFMG gesandt werden. Sie müssen in englischer Sprache verfasst sein und sollten im A4- oder Letter-Format gehalten sein. Dabei darf ein bestimmter Seitenumfang nicht überschritten werden. Am Ende der Bewerbungsperiode vernichtet die ECFMG alle Unterlagen ohne Ausnahme, weshalb ausschließlich hochwertige SW-Kopien, die nicht notariell oder anderweitig beglaubigt sind, an folgende Adressen verschickt werden sollen:

Checkliste

- ECFMG-ERAS Documents
  P.O. Box 11746
  Philadelphia, PA 19101-1746
- ECFMG-ERAS Documents
  3624 Market Street
  Philadelphia, PA 19104-2685 (für Zustellung per Kurier)

Weitere und aktuelle Informationen sind im *ERAS® Information Booklet* nachzulesen, welches nach Registrierung an den Bewerber geschickt wird, aber ebenfalls vorab als Download im Internet angeboten wird.

Web-Adressen

- http://www.ecfmg.org/eras/index.html – Informationen über ERAS für IMG.
- http://www.aamc.org/students/eras/start.htm – Offizielle ERAS-Anwendung, Informationen (Bewerbung, IMG, Dean's Letter, LOR) als Download.

NRMP – National Resident Matching Program

Das NRMP ist ein seit über 50 Jahren bewährtes Programm, um die Präferenzen der Bewerber um *residency position* mit den Präferenzen der Programmdirektoren abzustimmen, so dass möglichst viele Positionen zur Zufriedenheit aller Beteiligten abgedeckt werden können. Die Quote für die sog. *matched applicants* lag in den letzten Jahren immer zwischen 85–95 %. Dementsprechend klein war der Anteil der *unmatched/unfilled positions*.

Ein wesentlicher, wenn nicht sogar der ausschlaggebende Grund ist die Tatsache, dass die Weiterbildungsprogramme, das NRMP und der Bewerber die Übereinkunft eingehen, dass bei einem positiven *match result* alle Beteiligten dieses widerspruchslos annehmen. Der Programmdirektor gibt in diesem Fall eine Stellenzusage, die der Bewerber anzunehmen hat. Eine Umgehung dieses *binding agreement* wird ungern gesehen.

Das NRMP ersetzt jedoch nicht die Bewerbung für die Weiterbildungsprogrammen, sondern kann und sollte zusätzlich zur ERAS®-Bewerbung genutzt werden.

Ablauf. ***1. Registrierung:*** Über die Internetanwendung des NRMP muss man sich bis Anfang Dezember für die Teilnahme am NRMP und den Antritt einer Weiterbildungsstelle am 1. Juli des darauffolgenden Jahres registrieren. Absolventen von deutschen Hochschulen müssen sich als *independent applicants* anmelden. Wer bei der Registrierung für das ERAS®-System bereits eine ***AAMC-ID*** erhalten hat, kann diese hier bereits nutzen. Andernfalls wird durch die Registrierung beim NRMP ein AAMC-ID generiert.

Checkliste

Voraussetzungen zur Nutzung

- Beliebiger Internetzugang
- Gültige e-Mail-Adresse
- ECFMG/USMLE-Nummer
- Kreditkarte oder US-Girokonto

Schon bei der Registrierung wird eine Gebühr von 90 US-Dollar fällig, die per Kreditkarte (Visa/Mastercard) oder per Internet Check, was einen *US checking account* voraussetzt, beglichen werden kann.

Das NRMP fragt in gewohnter Weise Informationen ab, wie sie bereits bei der ECFMG und bei ERAS® erforderlich waren.

*2. **Erstellung von Ranglisten (rank order lists, ROL):*** Bis Ende Februar sind die Teilnehmer am Match gehalten, die für sie interessanten Weiterbildungsprogramme herauszusuchen und gemäß Vorlieben zu sortieren. Zwar sollten die Bewerber ihre Eignung und Leistungen selbstkritisch einschätzen und die Auswahl der Weiterbildungsprogramme darauf abstimmen, aber dies impliziert eigentlich nur, dass in der *rank order list* neben Programmen mit hohem Andrang und hohen Anforderungen auch weniger schwer erreichbare Stellen zu finden sein sollten.

In der Grundgebühr von 90 US-Dollar ist ein Umfang der Rangliste von maximal 15 Programmen enthalten. Jedes weitere Programm ab dem 16. Rang kostet zusätzlich 30 US-Dollar.

Info

Der Match-Algorithmus ist tatsächlich so konstruiert, dass die Präferenzen des Bewerbers Vorrang haben. Ist beispielsweise Programm X auf der Rangliste des Bewerbers auf Platz 1 und der Bewerber auf der Rangliste des Programmdirektors auf Platz 4, erhält der Bewerber die Stelle, sofern nicht eine der ersten drei Präferenzen des Direktors auch ein positives Match für das Programm hat.

Bietet das Programm 3 Stellen an und der Programmdirektor hat ein positives Match für die ersten beiden Plätze, erhält der Bewerber auf Platz 4 dennoch einen Weiterbildungsplatz.

Merke

Die Teilnahme am NRMP erfordert das Vorliegen der Resultate von USMLE Step I/II CK/CS am Tag der Deadline für ROL. Andernfalls erfolgt der sofortige Ausschluss vom Match.

*3. **Match Week:*** Für viele amerikanische Medizinstudenten ist das die wichtigste Woche während der gesamten Ausbildung, weil dort die Weichen für die Zukunft gestellt werden. Die *Match Week* ist für gewöhnlich im März. Am Montag werden die Teilnehmer am NRMP per e-Mail darüber informiert, ob sie ein positives *match* haben. Am Dienstag werden die nicht besetzten Stellen im Internet publiziert, aber auch per e-Mail versendet. Donnerstag ist *Match Day*; *matched applicants* können auf der Webseite des NRMP herausfinden, an welchem Weiterbildungsprogramm sie teilnehmen werden. Am Freitag werden die Resultate des Matches für die Öffentlichkeit freigegeben.

Merke

Sollte man kein positives Match erhalten, kann man sich über ERAS® für die *unfilled positions* bewerben.
Vorteilhafter ist es jedoch, dass gesamte Bewerbungspaket als PDF-Datei auf dem heimatlichen Computer zu haben und so schnell wie möglich an *program directors* von *unfilled positions* zu senden.
„Wer zuerst kommt,..."

Anerkennung als AiP und Weiterbildungszeit in Deutschland

Die Anerkennung von ärztlicher Tätigkeit in den Vereinigten Staaten erfolgt von den zuständigen Landesprüfungsämtern und Landesärztekammern. Dabei ist der letzte gemeldete Aufenthaltsort vor dem Aufenthalt in den USA bindend.

Somit lehnt sich die Anerkennung an die Approbationsordnung für Ärzte (ÄAppO) und die zum Zeitpunkt des Antritts der Weiterbildung gültige Weiterbildungsordnung der zuständigen Landesärztekammer an.

Zwar gibt es für die Annerkennungsverfahren rechtliche Bestimmungen, doch in der Praxis ist eine Anerkennung von AiP und Weiterbildung immer eine Einzelfallentscheidung.

Merke

Kenntnis der Approbationsordnung sowie der Weiterbildungsordnung, Kontakt zum und Absprache mit der zuständigen Landesärztekammer ist die halbe Miete.

Alle Anerkennungsverfahren prüfen die Gleichwertigkeit der ärztlichen Tätigkeit bzw. der Weiterbildung in den USA im Hinblick auf die Ausbildungsziele in Deutschland. Alle Dokumente müssen den zuständigen Behörden im Original und beglaubigter Übersetzung von Inhalt und Siegel der ausstellenden Einrichtung vorgelegt werden.

Arzt im Praktikum (AiP). Die Anerkennung des AIP erfolgt gemäß § 34 der bis 30.09.2003 gültigen „alten" Approbationsordnung. Studienanfänger des Wintersemesters 2003/2004 fallen in den Geltungsbereich der „neuen" Approbationsordnung. Im Vergleich der beiden Fassungen ist jedoch kaum ein inhaltlicher Unterschied ermittelbar. Voraussetzungen sind:

Checkliste

- Dauer von 18 Monate bei ganztägiger Tätigkeit.
- Mind. 50 % der regulären Wochenarbeitszeit, Maximaldauer 3 Jahre.
- 9 Wochen Urlaubsanspruch/6 Wochen pro Jahr, zusätzlich 3 Wochen Ausfall wegen Krankheit/Schwangerschaft.
- Tätigkeit im Krankenhaus oder bei niedergelassenem Arzt, weitere Möglichkeiten anrechenbar bei Gleichwertigkeit.
- 6 Weiterbildungsveranstaltungen von zwei- bis dreistündiger Dauer.
- Bescheinigung über die Ableistung des Praktikums vom Ärztlichen Direktor/*Program Director.*

Unter Berücksichtigung dieser Fakten und bei Bereitstellung des Arbeitsvertrages, einer ausführlichen Tätigkeitsbeschreibung des Programmdirektors in Verbindung mit der Bescheinigung über die Ableistung des Praktikums sollte es keine Schwierigkeiten geben.

Nach Ratifizierung des bestehenden Gesetzentwurfes zur Abschaffung des AiP durch Bundestag und Bundesrat, ist dieses Kapitel für Medizinstudierende, die das 3. Staatsexamen nach dem 01.10.2004 ablegen, obsolet.

Weiterbildung. Wegen der Fülle der Richtlinien für die ärztliche Weiterbildung zur Erlangung einer Gebietsbezeichnung und der Verschiedenheit der Weiterbildungsordnungen der einzelnen Länder kann an dieser Stelle nur sehr allgemein auf die Richtlinien eingegangen werden.

Checkliste

Voraussetzungen:

- Ausbildungsdauer mind. 6 Monate.
- Bei Rotationsprogrammen Dauer der Einzelgebiete mind. 6 Monate, Stückelung möglich (3 x 2 Monate Innere Medizin, 3 x 2 Monate Chirurgie).
- 12 Monate Ausbildung bei Arzt mit Weiterbildungsermächtigung in Deutschland vor oder nach dem USA-Aufenthalt.

Durch die enorme Spezialisierung im amerikanischen Gesundheitswesen ist es teilweise schwierig, die Tätigkeitsanforderungen der Weiterbildungsordnung zu erfüllen.

Checkliste

Dokumente:

- Arbeitsvertrag
- Zeugnis über die ärztliche Tätigkeit mit pedantisch genauer Tätigkeitsbeschreibung

- Evtl. *board certificate* des Ausbilders bzw. Ausbildungsermächtigung vom *specialty board*

Merke

Ärztliche Tätigkeit gemäß der Weiterbildungsordnung für die angestrebte Gebietsbezeichnung während der AiP-Zeit kann nur für maximal 6 Monate angerechnet werden.

Forschung und Dissertation

In den vergangenen Jahren kam es vor, dass Medizinstudenten an der Charité in den Einführungsveranstaltungen des ersten Semesters mit Aussagen der folgenden Art begrüßt wurden: von einem Studenten dieser Fakultät könne man erwarten, bereits Bücher der Anatomie und Physiologie gelesen zu haben! Denn wenn das bisher nicht geschehen ist, wäre es eigentlich schon zu spät. Dieser Haltung analog ist eine Tendenz an bekannten medizinischen Fakultäten Deutschlands, die Bedeutung von Forschungsaufenthalten in den USA über die Wertigkeit von klinischen Erfahrungen in den Vereinigten Staaten zu stellen.

Mit etwas gesundem Menschenverstand und den entsprechenden Kenntnissen lässt sich schnell ergründen, dass diese geäußerte Auffassung überhaupt kein Fundament hat. Schließlich zeigt die Erfahrung, dass Rückkehrer aus den USA am meisten davon profitierten, dass sie sich der Herausforderung gestellt haben ihre Träume zu verwirklichen, dass sie lernen mussten sich an eine fremde Umgebung und Kultur anzupassen und dass sie Beziehungen knüpfen konnten, die neue Möglichkeiten bieten. Dies trifft für einen klinisch orientierten Aufenthalt ebenso zu, wie für einen „Forschungstrip".

Darüber hinaus ist die überragende Stellung der amerikanischen Forschung schlichtweg ein Mythos, der v. a. von amerikanischen Kollegen gepflegt wird. Die Attraktivität der amerikanischen Grundlagenforschung und auch der angewandten Forschung liegt in der gewachsenen Wissenschaftskultur, wo ein wesentlich offenerer Erfahrungsaustausch gepflegt und der Nachwuchs respektiert wird. V. a. aber stehen sehr schnell öffentliche und private Mittel bereit, wenn sich eine Idee als vielversprechend erweist. So ist die amerikanische Forschung viel verspielter, experimentierfreudiger und immer einen Schritt voraus – fast immer.

Der Mythos der amerikanischen Forschung ist jedoch äußerst nutzbringend, wenn man sich entschließt, einen Forschungsaufenthalt in den USA zu absolvieren. Von allen dargestellten Karrieremöglichkeiten für Mediziner ist diese zwar nicht unbedingt die preiswerteste, aber sie ist relativ schnell zu organisieren und nahezu für jeden erreichbar.

4.1 Stellensuche

Die Eigenfinanzierung vorausgesetzt, gestaltet sich die Suche nach einer geeigneten Forschungsstätte und/oder eines geeigneten Forschungsprojektes relativ einfach, da man sich als kostenlose Arbeitskraft anbietet. So ist es gar nicht schwer an interessante Projekte und/oder die renommierten Hochschulen zu gelangen.

Jeder Kandidat muss hier abwägen, welche Kriterien für die Stellensuche ausschlaggebend sind.

1. Ist der thematische Bezug, beispielsweise zu einer bereits begonnenen Dissertation, von Bedeutung, empfiehlt sich die Suche nach Arbeitsgruppen mit ähnlichen Arbeitsbereichen in der MEDLINE.
2. Bei vorrangiger Bedeutung der Reputation des Hochschulstandortes sollten hingegen die Informationen zu Forschungsgebieten auf den jeweiligen Internetseiten recherchiert werden.
3. Sollte der Spaß- und Erholungsfaktor den soeben genannten Faktoren in seiner Bedeutung gleichwertig sein, so empfiehlt es sich bei der Suche im Internet und in der MEDLINE eine spezifische Region der Vereinigten Staaten einzugrenzen und anschließend nach den Punkten 1 und 2 vorzugehen.
4. Sind die Punkte 1–3 nicht wirklich bedeutsam, ist es am bequemsten, wissenschaftliche Betreuer und Hochschullehrer auf ihre Kontakte zu amerikanischen Kollegen anzusprechen. Damit reduziert sich der Bewerbungsaufwand oft auf ein vernachlässigbares Minimum.

4.2 Bewerbung

Für Organisation und Bewerbung sollte ein Zeitraum von 3 Monaten eingeplant werden, der v. a. nach einer Stellenzusage für die Erledigung der Visaformalitäten notwendig ist. Für die Bewerbung ist ein kurzes, individuelles Anschreiben per e-Mail völlig ausreichend. Es ist jedoch ungeschickt, mehrere Anfragen gleichzeitig zu verschicken. Stattdessen sollte ähnlich dem NRMP eine Rangliste erstellt werden, die dann Punkt für Punkt abgearbeitet wird. Umfang und Inhalt der Bewerbung sollte etwa einem *cover letter* bzw. *resume* entsprechen (s. a. Kap. 3.1.2).

Checkliste

- Persönliche Vorstellung, z. B. *3rd year medical student in Germany*
- Beziehung herstellen, Motivation erläutern
- Eigenen wissenschaftlichen Hintergrund darstellen
- Anliegen vortragen
- Auf Kostendeckung verweisen
- Nach weiteren Bewerbungsunterlagen fragen

Eine Antwort erfolgt i. d. R. sehr schnell, oft innerhalb von wenigen Stunden, weshalb die serielle Bewerbung keinen Nachteil darstellt.

4.3 Durchführung

Für den Finanzierungsaufwand eines Forschungsaufenthaltes einer Einzelpersonen lässt sich folgende Faustformel verwenden: 1000 US-Dollar x

Anzahl Monate + 500 US-Dollar Flug + 2000 US-Dollar Auto + 1000 US-Dollar Kfz-Versicherung. Eventuell bestehende Fixkosten in Deutschland addieren sich hinzu.

Bei Antritt einer Tätigkeit in einer amerikanischen Forschungseinrichtung und entsprechendem Engagement erhält man oft nach einigen Monaten Stellenangebote. Sofern der notwendige Freiraum vorhanden ist, lässt sich damit der ursprüngliche Forschungsaufenthalt refinanzieren. Weiterhin bietet sich oft die Möglichkeit der Doppelpromotion. Mit einigen Beziehungen zum *Registrar's Office* und diversen Gremien kann durch Belegung einiger zusätzlicher Kurse der prestigeträchtige Ph. D. erworben werden. Mit einem Splitting der experimentellen Daten kann dann der andere Teil für den Erwerb des „Doctor medicinalis" in Deutschland Verwendung finden.

4.4 BMEP Academic Year Program

Das BMEP richtet sich an überdurchschnittliche deutsche Medizinstudenten im zweiten klinischen Abschnitt des Studiums. Sie sollten also nach dem ersten, aber noch vor dem zweiten Staatsexamen sein und bereits den praktischen Teil einer Forschungsarbeit bzw. Dissertation begonnen haben. Dann können sie die Möglichkeit eines forschungsorientierten USA-Aufenthaltes erwägen. Die Vorteile des Programms liegen ganz klar in der intensiven persönlichen Betreuung, der Vermittlung von renommierten Forschungseinrichtungen in den USA und den Möglichkeiten der finanziellen Förderung. Nachteilig sind leider die beschränkten Kapazitäten des Programms, dass jährlich weniger als 50 Plätze zur Verfügung stellt. Das Programm beginnt jährlich im September und ist um eine Dauer von mind. acht Monaten bemüht. Bewerbungsschluss ist dabei der 15. Dezember des Vorjahres. Für das Academic Year Program 2004/2005 ist also der Bewerbungsschluss der 15. Dezember 2003.

4.4.1 Bewerbung

Folgende Unterlagen sind für die Bewerbung erforderlich:

Checkliste

- Ausgefülltes Bewerbungsformular, welches unter www.charite.de/bbeo erhältlich ist
- Tabellarischer Lebenslauf (Englisch, *CV*)
- Begründung für den Studienaufenthalt in den USA (*Letter of Motivation*, Englisch)
- 2 Gutachten von Hochschullehrern (*Letter of Recommendation*, Englisch)
- Abstract über die Dissertation (Englisch)

- Kopien der Prüfungszeugnisse von Physikum und 1. Staatsexamen
- Evtl. Kopien von Famulaturzeugnissen aus den USA

Für die Beantragung von Fördermitteln des DAAD ist die Absolvierung des TOEFL erforderlich, wobei ein Mindestresultat von 550 in der Papierversion und 213 in der Computerversion erforderlich ist (s. a. Kap. 5.1).

Obwohl das BMEP auch Bewerber mit befriedigenden Leistungen in den Examina berücksichtigt, sind es i. d. R. die Kandidaten mit guten und sehr guten Prüfungsleistungen, die letztendlich den Zuschlag erhalten. Eine gute Möglichkeit trotz weniger guter Resultate Boden gut zu machen, ist neben einem beeindruckenden Lebenslauf und den zwei Gutachten das Interview, zu welchem im Januar/Februar geladen wird.

Beim Interview muss sich der Kandidat einem Komitee, bestehend aus den Programmverantwortlichen und *Alumni* stellen. Dabei ist es durchaus möglich, eigentlich wahrscheinlich, dass das Interview komplett in Englisch durchgeführt wird, wobei auch auf das Forschungsthema der Dissertation eingegangen wird. Das aktuelle politische Geschehen in Deutschland und den USA dient ebenfalls als Grundlage für Fragen, weshalb eine kontinuierliche Aufarbeitung sinnvoll ist.

Überhaupt nicht gern sieht das Komitee mangelnden Enthusiasmus. Spätestens am Interviewtag sollte der Kandidat vor Begeisterung sprühen (glaubhaft).

4.4.2 Kontakt

Checkliste

- **Berlin Office**
  Birgit Heller
  BMEP European Coordinator
  c/o Charité – Campus Virchow-Klinikum
  Augustenburger Platz 1
  13353 Berlin
- **European Office**
  BMEP/GWT Inc.
  Prof. Dr. Hilmar Stolte
  President BMEP
  Kaiserstr. 15
  32545 Bad Oeynhausen

Web-Adressen

- www.charite.de/bbeo/
- www.lifesciences.net/bmep

Anhang

5.1 TOEFL – Test of English as a Foreign Language

Der TOEFL ist der gemeinhin verbreitetste Test zur Überprüfung der Kenntnisse der englischen Sprache. Durch die hohen Teilnehmerzahlen von etwa 700.000 pro Jahr sind die Ergebnisse valide und reproduzierbar. In der zweiten Hälfte der 90er Jahre wurden zahlreiche Umstrukturierungsmaßnahmen ergriffen, um die Testdurchführung vollständig computerisiert zu gestalten. Nicht überall waren diese Maßnahmen wirtschaftlich erfolgreich, so dass in Deutschland der computerisierte TOEFL und der konventionelle TOEFL auf Papier parallel veranstaltet werden.

Für das Jahr 2005 plant die Firma ETS, die den TOEFL erstellt und durchführt, grundlegende Veränderungen bezüglich der Teststruktur und der Bewertung. In Feldversuchen wird derzeit die Integration eines Bereichs *Speaking* erprobt, der den TSE (*Test of Spoken English)* in das TOEFL-System überführen soll. Das Bewertungssystem soll auf ein absolut erreichbares Maß von 100 Punkten reduziert werden, um die Vergleichbarkeit zu erleichtern und Prozentränge darzustellen. Weitere Informationen waren zum Zeitpunkt der Manuskripterstellung leider noch nicht verfügbar.

Der aktuelle TOEFL besteht größtenteils aus MC-Fragen und gliedert sich wie folgt:

Checkliste

- Einführung – kein Zeitlimit
- *Listening* – testet Verständnis gesprochenen Englischs mittels Audiokassette oder Audiodateien, 40–60 min, 30–50 Fragen
- *Structure* – testet Kenntnisse in Orthographie, Grammatik und inhaltliches Verständnis, 15–20 min, 20–25 Fragen
- Pause – 5 min
- *Reading* – testet Lesefähigkeiten und inhaltliches Verständnis, 70–90 min, 44–55 Fragen
- *Writing* – Schreiben eines Essays zu einem gegebenen Thema, 30 min

Während der Testdurchführung besteht hoher Zeitdruck. Es ist sinnvoller alle Aufgaben konzentriert und zügig abzuarbeiten, als besonders gründlich vorzugehen.

Die erreichte Punktezahl ergibt sich aus den Bereichen *Listening, Structure/Writing* und *Reading*. Das Essay wird von zwei Gutachtern bewertet und geht zu ungefähr 50 % in den *Structure/Writing score* ein.

5.1.1 Vorbereitung

Das Angebot der Vorbereitungsmaterialien ist gigantisch groß und unübersichtlich. Die Amerika-Häuser hingegen halten ein Angebot an Materialien zur Verfügung, das gemäß den Erfahrungswerten und verschieden großer Geldbörsen zusammengestellt wird. Beispielaufgaben sind auch unter www.toelf.org erhältlich.

Grundsätzlich sollte sich jeder auf den TOEFL vorbereiten, da der allgemeine Vorbereitungsstand auf den Test sehr gut ist und die Weiterentwicklung dem angepasst wird. Ein weiteres Argument sind die Testgebühren in Höhe von US $ 130.

Größere Schwierigkeiten bereiten immer die Bereiche *Listening* und *Writing*. Die Videothek ist die beste Bibliothek, um sich ein besseres Sprachverständnis anzueignen. Auch am Vortag des Tests lohnt es sich, ein oder zwei Filme im Original zu sehen.

Beim Kauf von Vorbereitungsmaterialien steht auch oft die Option zur Verfügung, angefertigte Essays zu einem Korrektor zwecks Sichtung und Wertung zu schicken. Für ein paar Euro mehr lässt sich auch dieser Bereich trainieren.

5.1.2 Anmeldung

Testzentren, welche die Computerversion anbieten, haben täglich geöffnet (◘ Tabelle 5.1). Eine Anmeldung muss mind. 3 Tage im Voraus erfolgen. Nur das Regionalbüro der ETS im niederländischen Arnheim nimmt Anmeldungen für Deutschland entgegen. Das Büro ist unter der Telefonnummer 0031-26-352-1577 am einfachsten zu erreichen. Für die Anmeldung ist eine Kreditkarte sinnvoll.

Die Papierversion des TOEFL wird nur an bestimmten Testtagen im Jahr angeboten. Die aktuellen Daten sind dem TOEFL Information Bulletin zu entnehmen bzw. unter www.toefl.org abrufbar. Die Anmeldung kann ebenfalls mit Kreditkarte auf der Website erfolgen.

◘ Tabelle 5.1 Testzentren in Deutschland (Quelle: TOEFL Information Bulletin 2003/2004)

Paper Based Testing (PBT)	Computer Based Testing (CBT)
Hamburg	Berlin
Düsseldorf	Frankfurt am Main
Freiburg	München

5.2 Finanzierung

Auf der Suche nach finanzieller Unterstützung oder Förderung für einen Auslandsaufenthalt wird der junge Mediziner leider sehr häufig mit dem Umstand konfrontiert, dass beim Verlauten der Fach- oder Projektbezeichnung „Medizin“ auf einmal viele Türen zuschlagen. Andererseits finden sich bei gründlicher Recherche einige lukrative Angebote. Diese wiederum richten sich zumeist an Absolventen medizinischer Hochschulen in sog. PostDoc-Positionen.

Gerade die gebeutelten Medizinstudenten, die zu etwa 85 % von ihren Eltern unterstützt werden und trotz BAföG und Nebenjobs am Existenzminimum dahinvegetieren, stoßen mit ihren Hilfeersuchen auf taube Ohren. Auch wenn es gerade in Prüfungszeiten sehr schwer fällt, kontinuierlich neben dem Studium zu arbeiten, ist dies doch für die meisten Kommilitonen notwendig, um ein finanzielles Polster für Vorbereitung und Durchführung eines USA-Aufenthaltes zu erwirtschaften. Die Erhöhung der Geringfügigkeitsgrenze von € 325 auf € 400, wirksam ab dem 01.04.2003, kommt diesen Bemühungen entgegen.

5.2.1 Auslands-BAföG

Sowohl Bezieher von BAföG als auch Studenten, die bislang nicht als förderungsfähig eingestuft waren, sollten sich bei den Auslands- bzw. BaföG-Ämtern um die Zuschüsse für einen Auslandsaufenthalt bemühen. Schließlich wird diese Förderung nicht leistungsabhängig vergeben und ist als Zuschuss für Förderungsfähige nicht rückzahlungspflichtig, auch nicht anteilig. Das Leistungsangebot hingegen ist groß.

Checkliste

Zusätzlich zu den Bedarfssätzen für nicht bei den Eltern wohnende Auszubildende bestehen folgende Förderungsmöglichkeiten:

- die notwendigen Studiengebühren (bis zu € 4.600 je Studienjahr)
- Reisekosten
- ggf. einen Zusatzbetrag für die Kosten der Krankenversicherung
- für Ausbildungen außerhalb der EU einen Auslandszuschlag, dessen Höhe nach Ländern unterschiedlich festgesetzt worden ist (zwischen € 60 und 450 monatlich).

Die Mindestdauer des geplanten Auslandsaufenthaltes liegt bei 12 Wochen für Praktika und Studienaufenthalte im Rahmen einer Hochschulkooperation bzw. bei 6 Monaten oder einem vollständigen Semester. Somit ist eine dreimonatige Famulatur, ein oder mehrere PJ-Tertiale durchaus förderungsfähig. An Praktika außerhalb der EU (USA) ist der Anspruch der „besonderen Förderlichkeit" gestellt. Hier gilt es, jedes verfügbare Argument und jedes Mittel zu nutzen, um den zuständigen Sachbearbeiter von der besonderen Bedeutung eines USA-Aufenthaltes zu überzeugen.

Nähere Informationen sind unter www.das-neue-bafoeg.de erhältlich.

5.2.2 Bildungskredit/Studienendfinanzierung

Für Empfänger von Leistungen gemäß BAföG und alle anderen ist nach dem Physikum bzw. grundsätzlich während der letzten zwei regulären Ausbildungsjahre die Möglichkeit offen, beim Bundesverwaltungsamt einen Bildungskredit zu beantragen, der bei Bewilligung zu einem Vertragsschluss mit der Deutschen Ausgleichsbank berechtigt. Diese wiederum zahlt für einen Zeitraum von maximal zwei Jahren einen monatlichen Betrag von € 300, der im üblichen Rahmen verzinst wird. Der Vorteil dieses Modells ist Stundung der Tilgung für diesen Zeitraum, aber auch die Möglichkeit der vorzeitigen Tilgung bei entsprechenden Kapazitäten. Somit ist eine Liquidität während einer schwierigen Ausbildungsphase gegeben, aber auch eine entsprechende Flexibilität bei der Abzahlung des Kredits. Unnötige Zinsschulden lassen sich vermeiden.

Die Deutsche Apotheker- und Ärztebank erweitert dieses Modell im Rahmen des Produktes „Studienendfinanzierung". Bei Mitgliedschaft im Marburger Bund bzw. im Hartmannbund sind monatliche Auszahlungsbeträge im PJ zwischen € 300 und € 700 möglich. Darin eingeschlossen ist die Vorbereitungszeit auf den letzten Teil der Ärztlichen Prüfung. Während der AiP-Phase wird die Tilgung gestundet, allerdings vergrößert sich natürlich die Zinsbelastung.

@ Web-Adressen

- www.bildungskredit.de – Informationen und Antrag zum Bildungskredit
- www.dta.de – Deutsche Ausgleichsbank
- www.bmbf.de – Bundesministerium für Bildung und Forschung
- www.apobank.de – Deutsche Apotheker- und Ärztebank

5.2.3 Stipendien

Gute bis sehr gute Studienleistungen, soziale Reife und gesellschaftliches Engagement sind Eigenschaften, die jede der großen Stiftungen fordert.

Studienstiftung des deutschen Volkes. Das größte Förderungsvolumen hat hier die „Studienstiftung des deutschen Volkes" inne und ist zudem noch parteipolitisch und konfessionell unabhängig. Allerdings kann man sich für eine Förderung nicht selbständig bewerben, sondern muss durch einen Hochschullehrer vorgeschlagen werden.

Andere Stiftungen. Anders gestaltet sich dies bei den partei- und konfessionsnahen Stiftungen. Neben der Möglichkeit der selbständigen Bewerbung wird hier ein Eintreten und Engagement für die jeweiligen politischen Ideale und Positionen sowie konfessionellen Inhalte verlangt.

Förderungsvolumen. Dieses liegt i. d. R. bei der maximalen Förderungshöhe gemäß BAföG, die derzeit bei € 585 verankert ist. Wer bereits BAföG bezieht, erhält bei Förderung den Differenzbetrag. Durch die Einkommen der Eltern oder durch vorhandenes Vermögen nicht förderungsfähige Personen bleiben weiterhin auf die elterliche Zuwendung angewiesen. Das obligatorische Büchergeld und der Zugang zu den Weiterbildungsmöglichkeiten gelten jedoch für alle Stipendiaten.

Promotionsstipendium. Die meisten Stiftungen bieten auch die lukrativeren Promotionsstipendien an. Diese sind bei kleineren Stiftungen oft thematisch eingeschränkt und setzen ein abgeschlossenes Hochschulstudium voraus. Wenn jedoch die Dissertation einige Monate vor ihrer Beendigung steht, lassen sich gelegentlich die Eingangsvoraussetzungen lockern. Auch ein Besuch beim Deutschen Akademischen Austauschdienst kann hierbei weiterhelfen. Weiterhin bieten die einzelnen Bundesländer eine Promotionsförderung an.

Die Förderungsvolumina der einzelnen Promotionsstipendien sind recht uneinheitlich. Stipendien von € 500–1000 sind jedoch verbreitet.

Aktuelle Informationen zu Förderungs- und Bewerbungsmöglichkeiten bieten folgende Links:

@ Web-Adressen

- www.stiftungsindex.de – Datenbank des Bundesverbandes Deutscher Stiftungen
- www.studienstiftung.de – Studienstiftung des deutschen Volkes
- www.kas.de – Konrad-Adenauer-Stiftung e. V. (CDU)
- www.fes.de – Friederich-Ebert-Stiftung (SPD)
- www.fnst.de – Friedrich-Naumann-Stiftung (FDP)
- www.hss.de – Hans-Seidel-Stiftung e. V. (CSU)
- www.boell.de – Heinrich-Böll-Stiftung (B90/Grünen)
- www.rosalux.de – Rosa-Luxemburg-Stiftung (PDS)

5.3 Versicherungsschutz – kein einfaches Thema

Die Frage nach dem notwendigen und richtigen Versicherungsschutz für einen beruflichen Auslandsaufenthalt in den USA hat durch den „11. September" noch an Bedeutung und gleichzeitig an Komplexität gewonnen. Schon in der Vergangenheit war die Versicherungsfrage aufgrund der völlig anders gearteten gesellschaftlichen wie rechtlichen Rahmenbedingungen in den USA im Vergleich zu den Verhältnissen in Deutschland schwierig zu lösen. Die tragischen Ereignisse im September 2001 haben lediglich dazu geführt, dass die ohnehin schon bestehende restriktive Handhabung sog. „US-Risiken" bei den deutschen Versicherungsgesellschaften noch verstärkt wurde. Und dies, obwohl angehende Mediziner und junge Ärzte doch gemeinhin als besonders attraktive Zielgruppe für die Versicherer gelten, zu deren Kundengewinnung sie große Anstrengungen unternehmen. Worin diese restriktive Haltung der Versicherungsunternehmen begründet ist, zeigt sich schnell, wenn man sich die Versicherungen ansieht, die für einen Aufenthalt in den USA besonders wichtig sind.

Merke

Ohne geht es kaum – unverzichtbare Versicherungen:
Krankenversicherung
Haftpflichtversicherung

Da diese beiden Versicherungen zum Pflichtprogramm zählen, sollen sie im folgenden in den Focus gerückt werden. Zusätzliche Versicherungen wie z. B. die Unfallversicherung, die eher zur „Kür" zählen und deren Gestaltung sich bei weitem nicht so kompliziert gestaltet wie bei den erst genannten, werden dagegen hier nicht näher betrachtet. Außerdem kann an dieser Stelle nur auf Versicherungslösungen deutscher Anbieter eingegangen werden. Möglichkeiten, den erforderlichen Versicherungsschutz in den USA ggf. selbst abzuschließen, können hier nicht erörtert werden.

5.3.1 Die Krankenversicherung

Der Gegensatz zwischen den bereits dargestellten Besonderheiten des amerikanischen Gesundheitssystems einerseits und dem hohen wissenschaftlichen Standard der Medizin andererseits kennzeichnen die medizinische Versorgung in den USA. Sie prägen die Krankenversicherung in der Weise, dass – überspitzt ausgedrückt – das individuelle Einkommen maßgeblich darüber entscheidet, ob ein Patient sich eine „gute" oder eine „weniger gute" Behandlung leisten kann. Und die medizinische Versorgung in den

USA hat ihren Preis, ganz besonders bei einem Krankenhausaufenthalt. Hinzu kommt, dass Ärzte und Krankenhäuser von ihren Patienten oftmals schon vor Behandlungsbeginn eine Anzahlung fordern bzw. sogar auf einer direkten Begleichung der Behandlungskosten bestehen. Da es außerdem keine dem deutschen System vergleichbaren Gebührenordnungen gibt und demnach die Preisgestaltung für medizinische Leistungen relativ „liberal" erscheint, ist das materielle Risiko einer Erkrankung bei einem Auslandsaufenthalt in den USA nicht zu unterschätzen!

Merke

Die Kosten für die medizinische Versorgung in den USA liegen zwischen 300 % und 500 % über denen in Deutschland!

Die Anforderungen der amerikanischen Behörden an ausländische Gäste in punkto Krankenversicherung, selbst an Ärzte, sind vor diesem Hintergrund zu sehen. Erschwerend kommt hinzu, dass sich diese Anforderungen von Bundesstaat zu Bundesstaat zum Teil erheblich unterscheiden können.

Beispiele für mögliche Anforderungen an die Krankenversicherung:

Checkliste

- Mitversicherung von Rücktransportkosten im Krankheitsfall in bestimmter Höhe, z. B. mind. 10.000 US-Dollar
- Mitversicherung von Überführungskosten im Todesfall in bestimmter Höhe, z. B. mind. 7.500 US-Dollar
- Mitversicherung des Schwangerschaftsrisikos
- Begrenzung einer möglichen Selbstbeteiligung des Patienten z. B. auf höchstens 500 US-Dollar
- Mitversicherung aller Vorerkrankungen von Beginn an oder nach Ablauf von z. B. sechs Monaten

Der Versicherungsschutz wird nur anerkannt, wenn alle im Einzelfall geforderten Bedingungen erfüllt sind, was das gründliche Studium der entsprechenden Vorschriften bedeutet!

Merke

Genügend Zeit für die Beschaffung des erforderlichen Krankenversicherungsschutzes einkalkulieren!

Liegen die Anforderungen auf dem Tisch, beginnt die schwierige Suche nach dem passenden Versicherungsangebot. Dieses kann nur von der privaten Krankenversicherung kommen, die gesetzlichen Kassen bieten für US-Aufenthalte keinen Versicherungsschutz. Doch auch viele private Versicherer bieten Krankenversicherungsschutz für die USA nur noch im Rahmen von Urlaubsreisen an. Andere Unternehmen bieten bei beruflich bedingten Auslandsaufenthalten ausschließlich ihren Kunden Versicherungsschutz – aber welcher Student ist schon Kunde bei einer privaten Krankenversicherung?

Hat man ein Unternehmen gefunden, das den gewünschten Versicherungsschutz prinzipiell anbietet, so muss man unter Umständen strenge Auflagen erfüllen wie z. B. die ausschließliche Behandlung im Rahmen von HMOs (s. Kap. 2.3.1) und/oder mit hohen Zuschlägen auf die normale Tarifprämie rechnen. Je länger der Auslandsaufenthalt dauert, desto höher sind diese Auflagen bzw. Zuschläge.

5

Info

Bei der Entscheidung für einen privaten deutschen Anbieter unbedingt darauf achten, ob dieser in den USA eine Anlaufstelle, einen Service-Center o.ä. für seine Versicherten bietet, auf das man im Krankheitsfall zurückgreifen kann. So bieten Spezialisten ihren Kunden in den USA deutschsprachige Ansprechpartner, die im Bedarfsfall z. B. Kontakt mit Ärzten und Krankenhäusern aufnehmen und dabei die Kostenerstattung regeln, so dass keine Anzahlung oder direkte Begleichung der Kosten vor Ort fällig werden.

Famulanten können günstigen Versicherungsschutz über den Deutschen Famulantenaustausch e. V. (dfa) erhalten.

Kostenpunkt:

Je nach Alter und Geschlecht des Kunden, Versicherungsumfang und v. a. Aufenthaltsdauer, monatlich ab ca. € 10 bei kürzeren, „studentennahen" Aufenthalten (z. B. Famulatur) bis zu € 500 bei längeren „vollberuflichen" Aufenthalten (z. B. Weiterbildung), in Einzelfällen auch darüber hinaus.

5.3.2 Die Haftpflichtversicherung

Schadenersatzforderungen in schwindelerregenden Höhen aufgrund von (tatsächlichem oder vermutetem) ärztlichem Fehlverhalten und kaum mehr bezahlbare Versicherungsbeiträge – leider sind dies keine Klischees, sondern bittere Realität in der Arzthaftpflichtversicherung (*malpractice insurance)* der USA. Grund genug für die meisten deutschen Haftpflichtversicherer, das US-Risiko entweder gar nicht oder nur mit Einschränkungen zu versichern.

Dreh- und Angelpunkt: Die Deckungssummen im Versicherungsfall:

Checkliste

- Für Personenschäden werden in den USA in Einzelfällen mehr als 5 Mio. US-Dollar verlangt.
- Für Sach- und Vermögensschäden liegen die Anforderungen im Regelfall niedriger.

Zwar gibt es auch Ausnahmen, bei denen das amerikanische Krankenhaus den Haftpflichtversicherungsschutz kostengünstig oder kostenfrei zur Verfügung stellt, doch in den meisten Fällen vollzieht sich ein der Krankenversicherung vergleichbarer Prozess, bei dem Medizinstudenten und angehende Ärzte sich von zwei Seiten „in die Zange genommen" sehen: Die Klinik, die man sich z. B. für eine Famulatur ausgewählt hat, verlangt, üblicherweise sogar schon im Bewerbungsverfahren, den Nachweis einer entsprechenden Haftpflichtversicherung (sog. Versicherungsbestätigung) in englischer Sprache – der deutsche Haftpflichtversicherer ziert sich, diesen Versicherungsschutz auszusprechen.

Wenn überhaupt Versicherungsschutz für einen beruflichen Aufenthalt in den USA angeboten wird, dann reichen oft die angebotenen Deckungssummen nicht aus (z. B. „nur" 3 Mio. für Personenschäden) oder sie beinhalten ein Währungsrisiko, weil sie in EURO und nicht in US-Dollar gerechnet sind.

Merke

Bei der Haftpflichtversicherung unbedingt darauf achten, dass die Deckungssummen in US-Dollar gerechnet sind und damit kein Währungsrisiko enthalten.

Aus Sicht der Haftpflichtversicherung ist es ganz entscheidend, in welcher Phase der beruflichen Ausbildung bzw. zu welchem Zweck der Aufenthalt in den USA erfolgt. Dabei gilt der Grundsatz: Je höher der ärztliche Status des Kunden, desto größer das versicherungstechnische Risiko aus Sicht des Unternehmens. Denn ein Famulant läuft weniger Gefahr, direkt belangt zu werden, weil er kaum eigenverantwortlich handeln wird, als ein Assistenzarzt, der einen Teil seiner Weiterbildung in den USA absolviert. Dieser arbeitet wesentlich eigenverantwortlicher und patientennaher und kann und wird damit auch viel eher für Behandlungsfehler belangt werden.

Info

Famulanten können günstigen Versicherungsschutz über den DFA bekommen.

Für PJ und AiP halten Hartmannbund und Marburger Bund vorteilhafte Versicherungsangebote bereit, sofern Mitgliedschaft in einem dieser Berufsverbände besteht.

Kostenpunkt:

Je nach Art und Umfang sowie zeitlicher Dauer des Auslandsaufenthaltes ab monatlich € 20, z. B. für eine Famulatur. Bei US-Aufenthalten im Rahmen der AiP-Phase oder der Weiterbildung werden im Regelfall befristete Beitragszuschläge im Rahmen der bestehenden Haftpflichtversicherung erhoben.

Den Versicherungsverträgen liegt deutsches Recht zugrunde. Im Schadensfall bedeutet dies, dass man sich unverzüglich mit seinem Versicherer in Deutschland in Verbindung setzen und sich mit diesem über die nächsten Schritte genau abstimmen muss, um seinen Versicherungsschutz nicht zu gefährden.

5.3.3 Fazit

Jeder Fall ist ein Einzelfall – individuelle Versicherungslösungen sind gefragt.

Kranken- und Haftpflichtversicherung stellen die „Pflicht" in punkto Versicherungen bei einem US-Aufenthalt dar. Die unterschiedlichen Rahmenbedingungen in den USA im Vergleich zu Deutschland machen es zwingend erforderlich, sich rechtzeitig um den erforderlichen Versicherungsschutz zu kümmern. Selbst bereits bestehende Verträge reichen oft nicht aus, sondern müssen an die speziellen Belange eines US-Aufenthaltes angepasst werden. Im Prinzip weist jeder Fall Besonderheiten auf, die einer „individuellen Versicherungslösung" bedürfen.

Info

Die erste Frage sollte immer sein: Bietet mir die Klinik in den USA selbst den Versicherungsschutz bzw. kann sie mir Wege aufzeigen, diesen unbürokratisch und preiswert in den USA abzuschließen?

Ansonsten gilt der Grundsatz: Bei einem beruflich bedingten Aufenthalt in den USA ist kompetente Beratung in Sachen Versicherungen erforderlich – am besten bei einem Unternehmen, das auf Versicherungen und Finanzdienstleistungen für Ärzte spezialisiert ist und über entsprechende langjährige Erfahrungen verfügt.

5.4 Einreise- und Visabestimmungen

Durch die Ereignisse des 11. September 2001 wurden in den USA zahlreiche Maßnahmen ergriffen, um die innere und äußere Sicherheit zukünftig besser zu gewährleisten. Neben einschneidender Beschränkung der Bürgerrechte und der Schaffung eines neuen Department of Homeland Security waren seitdem die Rechtsbestimmungen für Einwanderungs- und Nicht-Einwanderungs-Visa sowie für die Einreise ständigen Änderungen unterworfen, was sich voraussichtlich in der Zukunft fortsetzen wird. Die aktuellsten Informationen und Bestimmungen sind im Internet unter www.usembassy.de erhältlich. Alle benötigten Antragsformulare nebst Hinweisen sind ebenfalls dort als Download verfügbar.

Checkliste

Allgemeine Grundsätze:

- Antragsteller auf ein Visum werden immer als potentielle Einwanderungswillige betrachtet, ausreichende finanzielle Mittel und Verbundenheit mit Heimatland müssen nachgewiesen werden.
- Ein Antrag kann immer nur nach einer Stellenzusage und Übersendung benötigter Unterlagen erfolgen.
- Vereinbarung eines Interviewtermins oder ein direkter Antrag sollte mindesten 8 Wochen vor der geplanten Einreise erfolgen.
- Antragsgebühr von € 100 muss vorab überwiesen werden, Einzahlungs-/Überweisungskopie gilt als Nachweis.
- Antrag kann nur in Berlin und Frankfurt, abhängig vom Wohnort, gestellt werden.

Checkliste

Notwendige Unterlagen:

- Gültiger Reisepass
- Antragsformular DS-156
- Antragsformular DS-157 (männliche Antragsteller im Alter von 16 bis 45 Jahren)
- Antragsformular DS-158 (Antragsteller für F- und J-Visa)
- Reguläres Passbild
- Überweisungs-/Einzahlungsbeleg (Original der Bank)
- Adressierter, frankierter Rückumschlag (€ 1,53)
- Nachweis der Heimatbindung (Meldebestätigung, Mietvertrag, etc.)
- Nachweis der finanziellen Mittel (Kontoauszüge, Einkommensnachweise, Kreditverträge, Bürgschaften, etc.)

5.4.1 B-1/B-2 – Visum für Besucher

Famulanten und ***Krankenpflegepraktikanten*** können bei der zuständigen konsularischen Vertretung ein Besuchervisum beantragen, mit dem Aufenthalte länger als 90 Tage durchgeführt werden können. Da die amerikanischen Behörden eine Ausreisegarantie erwarten, ist zumindest ein Rückflugticket bei Einreise vorgeschrieben. Eine visumfreie Einreise ist prinzipiell auch möglich. Bei ungeschickter Ausdrucksweise am *Port of Entry* in den USA kann das aber auch den sofortigen Rückflug bedeuten.

Gerade bei Famulaturen und Praktika gab es zahlreiche Änderungen und deren Verwerfungen. Deshalb sollte unbedingt rechtzeitig eine Abklärung der Bestimmungen über eine Info-Hotline erfolgen. Eine persönliche Vorstellung in der konsularischen Vertretung ist erforderlich

5.4.2 F-1 – Studentenvisum

Das Studentenvisum muss von Medizinern beantragt werden, die einen ***Studienaufenthalt*** in den USA anstreben und eine Studienplatzzusage erhalten haben. Nach Übermittlung aller erforderlichen Unterlagen (finanzielle Nachweise, Kranken-, Unfall-, Haftpflichtversicherung, etc.) erhält der Bewerber das ***Formblatt I-20*** in der spezifischen Ausführung von der Hochschule. Dieses ist bei der Antragstellung obligat.

Auch der Antrag auf ein Studentenvisum muss persönlich bei der konsularischen Vertretung erfolgen.

5.4.3 J-1 – *Exchange Visitor* Visum

Für ***PJ***, ***Praktika*** jeglicher Art außer Famulatur und Krankenpflegepraktikum und den Antritt einer ***Weiterbildungsstelle*** ist ein J-1-Visum erforderlich. Nach Stellenzusage und Nachweis der finanziellen Absicherung und Versicherung erhält der Anwärter das ***Formblatt DS-2019***, vormals IAP-66. Nur mit diesem Formular kann der Antrag erfolgen.

Bei Antritt einer Weiterbildungsstelle stellt die ECFMG das Formblatt aus.

Im Gegensatz zu den oben beschriebenen Kategorien kann der Antrag für ein J-Visum auch postalisch auf den Weg gebracht bzw. in den Drop-Boxen der konsularischen Vertretungen hinterlegt werden.

Das J-1-Visum impliziert leider oft das sog. „***two-year requirement***“. Nach Ablauf der Tätigkeit in den USA kann für einen Zeitraum von 2 Jahren keiner Beschäftigung dort nachgegangen werden. Einreisen zu privaten oder geschäftlichen Zwecken sind jedoch weiterhin möglich.

Das „*two-year requirement*" entfällt jedoch bei Forschungstätigkeiten. Weiterhin gibt es die Möglichkeit als *Primary Care Physician* in *Health Professional Shortage Areas* für mind. 3 Jahre tätig zu sein. Dann entfällt die Forderung nach Deutschland zurückzukehren.

Einige Bundesstaaten bieten ECFMG-zertifizierten Ärzten die Möglichkeit, das USMLE Step III bereits vor Antritt einer ärztlichen Weiterbildung in den USA abzulegen. Mit Erhalt der unbeschränkten Zulassung ist auch ein Antrag auf ein ***H-Visum*** (H-1B) möglich, welches kein „*two-year requirement*" enthält. Der Aufwand ist jedoch groß und sollte nur mit professioneller Unterstützung, z. B. durch den Marburger Bund oder einen amerikanischen Rechtsanwalt (*immigration lawyer*) erfolgen. Weiterführende Informationen finden sich unter www.intlmedicalplacement.com.

5.4.4 ISEAS – *Interim Student and Exchange Authentication System*

Das ISEAS-System (www.iseas.state.gov) wurde am 11. September 2002 zur Überprüfung der Gültigkeit von Zulassungsbestätigungen (DS-2019, IAP-66, I-20) für Antragsteller von F- und J-Visa eingeführt.

Bevor beim zuständigen Konsulat ein Antrag erfolgen kann, muss mit der betreuenden Einrichtung oder Hochschule geklärt werden, ob die Zulassungsbestätigung in das ISEAS-System eingegeben wurde. Kann die Einrichtung oder Hochschule den Eintrag nicht selbständig vornehmen, muss die Zulassungsbestätigung von der Einrichtung oder Hochschule per e-Mail nach Frankfurt (ISEASFrankfurtstate.gov) oder Berlin (CONSBerlinstate.gov) versandt werden.

5.4.5 Kontakt und Zuständigkeit

Für Einwohner der Bundesländer Berlin, Brandenburg, Sachsen, Sachsen-Anhalt, Thüringen, Mecklenburg-Vorpommern, Schleswig-Holstein, Niedersachsen, Hamburg und Bremen ist das Konsulat in 14195 Berlin, Clayallee 170, zuständig.

Für alle übrigen Bundesländer sowie Visa der Klassen E und K liegt die Zuständigkeit ausschließlich beim Konsulat in 60323 Frankfurt am Main, Siesmayerstraße 21.

Vorstellungstermine können nur über die kostenpflichtige und teure (€ 1,86/min) Hotline 0190-850055, Montag bis Freitag von 7–20 Uhr, vereinbart werden. Über diese Hotline besteht leider auch die einzige Möglichkeit, den Rat eines Sachverständigen einzuholen. Dafür ist die Qualität der Informationen aber hervorragend.

5.5 Unterkunft und Living

Viele Amerika-Aufenthalte werden unter dem Gesichtspunkt der Unterbringungsmöglichkeiten organisiert. Private Kontakte durch Familie, Freunde und Professoren werden genutzt, um eine Unterkunft an einem Ort oder in einer Region zu organisieren, wo man sich auch um eine Famulatur, ein PJ-Tertial oder einen andersgearteten Aufenthalt bemüht.

Universitäre Einrichtungen. Es wäre natürlich vermessen zu glauben, dass jeder Mediziner diese Kontakte hat, oder danach seine Standortwahl trifft. So ist es bereits während einer Bewerbung sinnvoll, sich nach Unterbringungsmöglichkeiten zu erkundigen. Größere medizinische Einrichtungen bieten oft Möglichkeiten des „*on campus housing*“ in Schwesternwohnheimen, Gasthäusern oder Immobilien, die für *residents* bestimmt sind. Einrichtungen, die mit einer Universität assoziiert sind, sind oft behilflich, eine Unterkunft in Studentenhäusern oder den *dormitories (dorms)* zu organisieren. Der zentrale Sammelpunkt für derartige Anfragen ist i. d. R. das *Office of Student Affairs* oder *Office of International Student Affairs*. Die Benennung der *offices* ist keineswegs einheitlich, aber intuitiv ist klar, welchen Aufgabenbereich diese verantworten.

Freier Wohnungsmarkt. Sollte sich keine Möglichkeit für eine private oder Campus-bezogene Unterkunft ergeben, bleibt natürlich noch die Suche auf dem freien Wohnungsmarkt. Mehr als 30 Maklerportale gibt es im Internet, wo sich Apartments bequem von Deutschland aus recherchieren lassen.

@ Web-Adressen

- http://directory.google.com/Top/Regional/North_America/United_States/Business_and_Economy/Real_Estate/Rentals/ – Verzeichnis der Maklerportale bei Google®
- www.apartments.com
- www.springstreet.com
- www.rent.net

Die Apartments liegen zumeist in 1–3-geschossigen Apartmenthäusern, die oft in geschlossenen Siedlungen organisiert sind. Im Kerngebiet von Städten findet man hingegen auch für Deutschland typische Mietshäuser. Man sollte damit jedoch spätestens zwei Monate vor der Einreise beginnen. Außerdem ist zu beachten, dass die Höhe der Miete, 300–1000 US-Dollar für ein *Standard One Bedroom Apartment* ziemlich zuverlässig mit der Nachfrage und der Sicherheit in der jeweiligen Umgebung korreliert. Da man als Deutscher aufgrund von Kleidung, Sprache, Aussehen und Verhalten relativ einfach als ortsfremd identifiziert werden kann, sollte bei der Auswahl der Apartments auch immer die Fragestellung bearbeitet werden, ob in der Wunschgegend „*social problems*“ existieren bzw. wie es mit der „*crime statistics*“ bestellt ist. Neben konkreten Nachfragen bei den Ansprechpartnern in Krankenhäusern und Universitäten lassen sich über www.google.com/en diese Informationen verhältnismäßig einfach recherchieren. Zusätzlich kann man über Google® auch Hinweise auf lokale und regionale Zeitungen erhalten, deren Archive meist online zugänglich sind.

Ist bei Einreise noch keine Unterkunft gefunden, bieten die Schwarzen Bretter in Universitäten oft Suchanzeigen nach Nachmietern oder *roomates* für relative preiswerte Unterkünfte. Wohnungsanzeigen in Tageszeitungen, die für einen oder zwei *Quarter* (Vierteldollar, 25 Cent) in Kästen am Straßenrand oder in Supermärkten zu beziehen sind, helfen weiter. In den erwähnten Supermärkten existieren oft Auslagen mit kostenlosen regionalen Apartment Guides, die freie Kapazitäten vermitteln.

Motels. Für einen Übergangszeitraum kann man sich auch in einem Motel einquartieren und die günstigeren Wochen- oder Monatsraten nutzen. 50–100 % Mehrkosten gegenüber einer Miete sind trotz dieser Rabatte aber nicht zu umgehen. Zusätzlich sind die meisten Vorgänge bei Behörden und Banken an das Vorhandensein einer permanenten Adresse geknüpft, so dass der Übergangszeitraum intensiv für die Suche einer Wohnung oder eines Zimmers zur Untermiete verwendet werden sollte.

Kaution. Bei Abschluss eines Mietvertrages ist zumeist eine Kaution und die Vorauszahlung mehrerer Monatsmieten erforderlich. Entsprechende Bargeldreserven sind also nötig, da ein Konto bei einer Bank nur mit permanenter Adresse eröffnet werden kann.

Einrichtung. Bei mehrmonatigen Aufenthalten in den USA stellt sich schnell das Bedürfnis nach diversen Einrichtungsgegenständen ein. Mobiliar in Fachgeschäften und Kaufhäusern ist vergleichsweise deutlich teurer als in Deutschland. Schnell ist man bei dem dreifachen finanziellen Aufwand angelangt. Deutlich billiger erhält man Mobiliar in *Clearance Centers* der nationsweit agierenden *Furniture Rental* Agenturen oder Unternehmen. Vorrangig zu erwähnen sind hier Cort®, www.cort1.com, und Globe®, www.glbe,com. Für magere 200 US-Dollar kann man sich ein kleines Wohnzimmer einrichten. Die Möbel sind abgenutzt und zumeist auch geringfügig beschädigt, aber sie erfüllen ihren Zweck. Wer es etwas gediegener mag, der sollte unter http://www.ikea-usa.com/ nachsehen, ob sich eine Filiale in der Nähe befindet. Das US-IKEA-Preisniveau ist dennoch doppelt so hoch wie in Deutschland.

Die meisten Einrichtungsgegenstände (Küche, Bad, Wäsche, Unterhaltungselektronik) lassen sich preiswerter in den großen Supermarktketten, wie Kmart®, Wallmart®, Target® und Meijer® erwerben. Mit Erwerb einer Kundenkarte, die mit Antragstellung wirksam wird, sind spezielle Rabatte und Sonderaktionen verfügbar, die durchschnittliche Einsparungen von 10–20 % ermöglichen.

In den oben erwähnten Supermärkten werden auch kostengünstige *Airbeds* (komfortable Luftmatratzen) angeboten. Für weniger als 100 US-Dollar erhält man ein komfortables 2 x 2 m Bett mit elektrischer Pumpe (Coleman®), die in den Liegeeigenschaften durchaus mit einer mittelmäßigen Matratze mithalten können. Die Verarbeitungsqualität gewährleistet eine Lebensdauer von 3–12 Monaten.

Merke

Durch das 30–90 Tage-Umtauschrecht können beschädigte Betten unkompliziert erneuert werden. Durch den marken- und typgleichen Neuerwerb eines *Airbeds* kann das Umtauschrecht für ein älteres und beschädigtes auch inoffiziell „erweitert" werden.

Verpflegung. Obwohl die meisten großen *Wholesale*-Supermärkte auch eine Lebensmittelabteilung enthalten, ist diese oft dürftig im Angebot. Ein besseres Angebot an Lebensmitteln, die für deutsche Standardmägen ohnehin gewöhnungsbedürftig sind, bieten *grocery stores*. Diese finden sich in jeder dritten Mall, einer typischen Anlage eines amerikanischen Shopping-Komplexes. Die meisten Ladenketten sind unter der Führung von Kroger® und Safeway® vereinigt.

@ Web-Adressen

- http://directory.google.com/Top/Shopping/Varied_Merchandise/Major_Retailers/ – Verzeichnis für Supermärkte
- www.bluelight.com – Kmart (wholesale)
- www.walmart.com – Walmart (wholesale)
- www.costco.com – Costo (wholesale)
- www.target.com – Target (wholesale)
- www.sears.com – Sears (Technik und Elektronik)
- http://directory.google.com/Top/Business/Foodand_Related_Products/Retail – Verzeichnis für Lebensmittelmärkte und -ketten
- www.kroger.com – The Kroger Company
- www.safeway.com – Safeway
- www.meijer.com – Meijer
- www.aldiusa.com – Aldi

5.6 Transport und Verkehr

Vom Land der Mustangs ist Amerika über Viehwagen und Droschken zu Beginn des 20. Jahrhunderts zum Land des Automobils geworden. Günstige Fahrzeugpreise, billiger Kraftstoff, Führerschein ab 16, der Drang örtlich unabhängig zu sein, die schiere Notwendigkeit der Mobilität aufgrund der Ausdehnung des Landes sowie urbaner Gebiete und nicht zuletzt eine starke Lobby haben die USA auf diesem Niveau hinsichtlich der verkehrstechnischen Infrastruktur belassen. Vorhandene Schienenwege werden größtenteils zum Gütertransport genutzt (■ Abb. 5.1).

Neben dem zumeist sehr gut ausgebauten Straßennetz wird der kostengünstige Luftweg für die Überbrückung großer Entfernungen rege beansprucht. Für kurze Entfernungen im Alltag wird vorrangig das Auto benutzt, denn die amerikanische Definition von „kurz" ist ein wenig weitschweifiger als die deutsche und ein gut ausgebautes öffentliches Nahverkehrssystem, wie z. B. in New York, Chicago und Atlanta, eher die Ausnahme (■ Abb. 5.2).

@ Web-Adressen

- www.amtrak.com – National Railroad Passenger Corporation, größter Eisenbahnnetzbetreiber, moderate Preise, Studentenrabatt
- www.greyhound.com – Greyhound Lines, Inc., größter Busnetzbetreiber, 40 % billiger als Amtrak®, Studentenrabatt
- www.airlines.org – Air Transport Association (ATA), Liste aller amerikanischen Airlines: http://www.airlines.org/public/about/display1.asp?nid=979

Ein Großteil der Mediziner, die einen längerfristigen Aufenthalt in den USA planen, muss sich intensiv mit dem Gedanken beschäftigen, ein Auto in den Staaten als Einzelperson oder einer Gruppe von Gleichgesinnten zu erwerben.

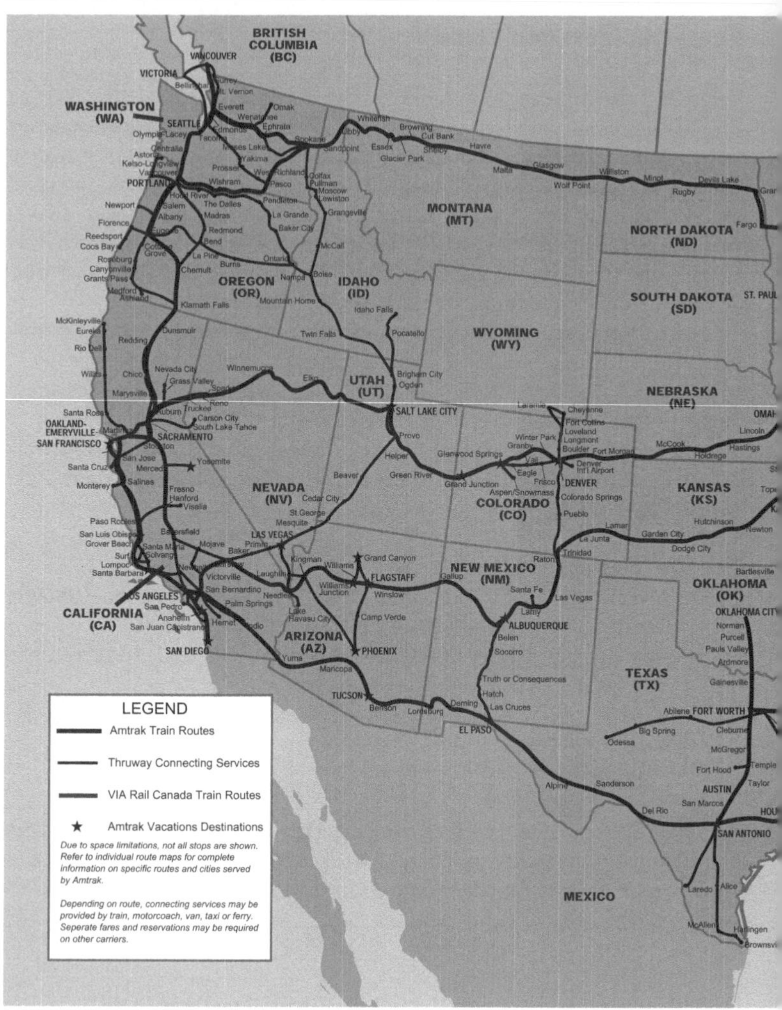

■ Abb. 5.1. AMTRAK®-Verbundnetz. Quelle: National Railroad Passenger Corporation

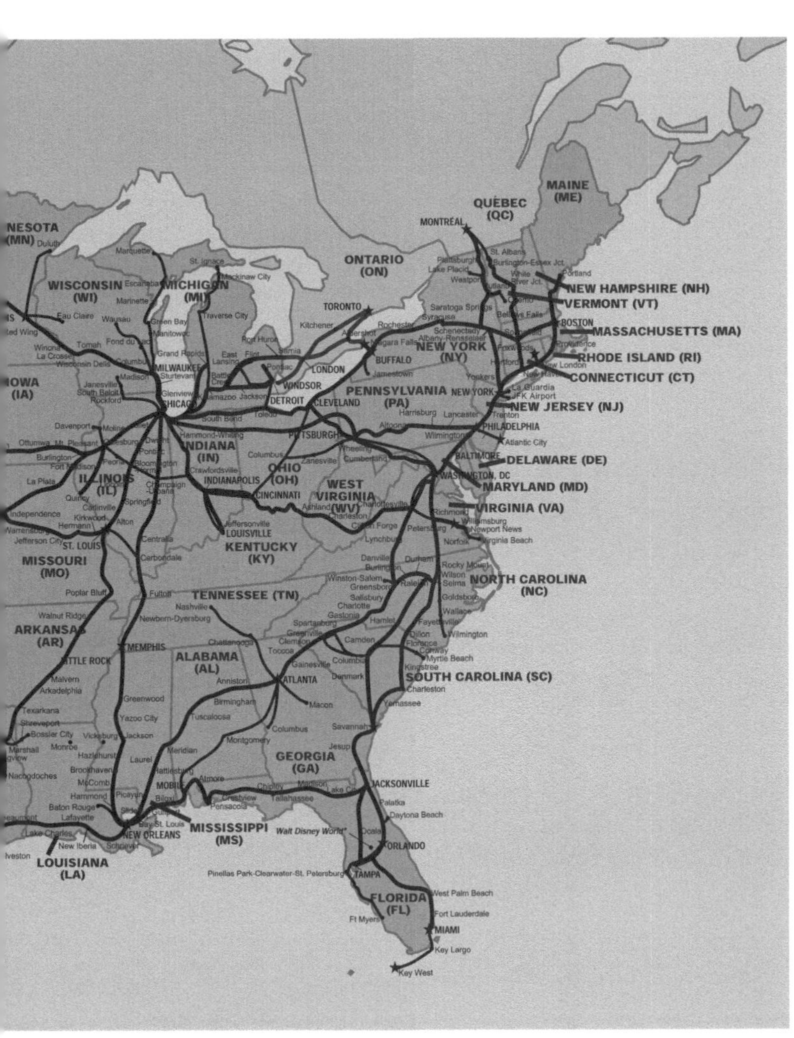
MAINE
(ME)
QUÉBEC
(QC)
MONTRÉAL
ONTARIO
(ON)
TORONTO
NEW HAMPSHIRE (NH)
VERMONT (VT)
MASSACHUSETTS (MA)
RHODE ISLAND (RI)
CONNECTICUT (CT)
NEW JERSEY (NJ)
DELAWARE (DE)
MARYLAND (MD)
VIRGINIA (VA)
NORTH CAROLINA
(NC)
SOUTH CAROLINA (SC)
NEW YORK
(NY)
PENNSYLVANIA
(PA)
NEW YORK
PHILADELPHIA
BALTIMORE
WASHINGTON, DC
BOSTON
BUFFALO
LONDON
WINDSOR
DETROIT
CLEVELAND
PITTSBURGH
WEST
VIRGINIA
(WV)
OHIO
(OH)
CINCINNATI
INDIANA
(IN)
INDIANAPOLIS
LOUISVILLE
KENTUCKY
(KY)
TENNESSEE (TN)
MEMPHIS
ALABAMA
(AL)
ATLANTA
GEORGIA
(GA)
JACKSONVILLE
ORLANDO
TAMPA
FLORIDA
(FL)
MIAMI
Key West
MISSISSIPPI
(MS)
NEW ORLEANS
LOUISIANA
(LA)
ARKANSAS
(AR)
MISSOURI
(MO)
ST. LOUIS
ILLINOIS
(IL)
CHICAGO
IOWA
(IA)
WISCONSIN
(WI)
MILWAUKEE
MICHIGAN
(MI)
(MN)
Walt Disney World®
Pinellas Park-Clearwater-St. Petersburg
West Palm Beach
Fort Lauderdale
Key Largo
Ft Myers
Daytona Beach
Palatka
Tallahassee
Savannah
Charleston
Myrtle Beach
Wilmington
Raleigh
Richmond
Norfolk
Newport News
Virginia Beach
Atlantic City
Trenton
Harrisburg
Lancaster
Altoona
Jamestown
Rochester
Syracuse
Portland
Birmingham
Montgomery
Macon
Nashville
Chattanooga
Jackson
Vicksburg
Baton Rouge
Lafayette
Texarkana
Malvern
Arkadelphia
Poplar Bluff
Walnut Ridge
Carbondale
Centralia
Springfield
Quincy
Burlington
Independence
Jefferson City
Davenport
Rockford
Janesville
Madison
Wausau
Eau Claire
Duluth
Marquette
Escanaba
Marinette
Green Bay
Traverse City
Mackinaw City
St. Ignace
Port Huron
Flint
Toledo
Kitchener
Columbus
Zanesville
Wheeling
Charleston
Lynchburg
Danville
Durham
Greensboro
Winston-Salem
Charlotte
Spartanburg
Greenville
Toccoa
Gainesville
Anniston
Tuscaloosa
Meridian
Laurel
Hattiesburg
Mobile
Pensacola
Crestview
Chipley
Lake City
Ocala
Gulfport
Slidell
Picayune
Hammond
McComb
Brookhaven
Hazlehurst
Greenwood
Yazoo City
Monroe
Shreveport
Marshall
Nacogdoches
Lake Charles
New Iberia
Schriever

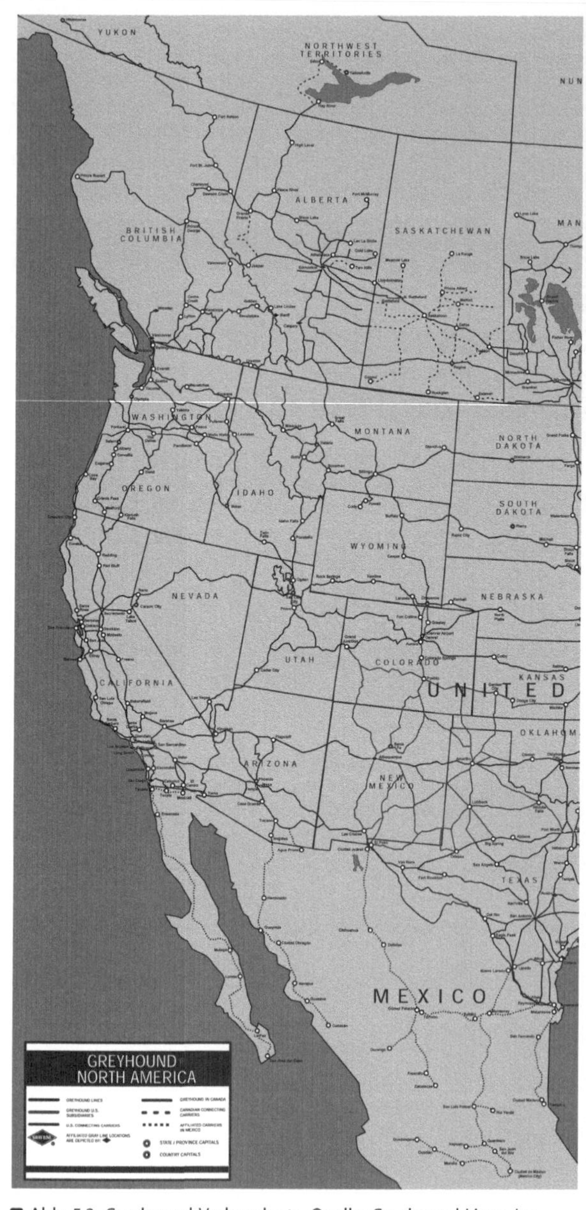

Abb. 5.2. Greyhound-Verbundnetz. Quelle: Greyhound Lines, Inc.

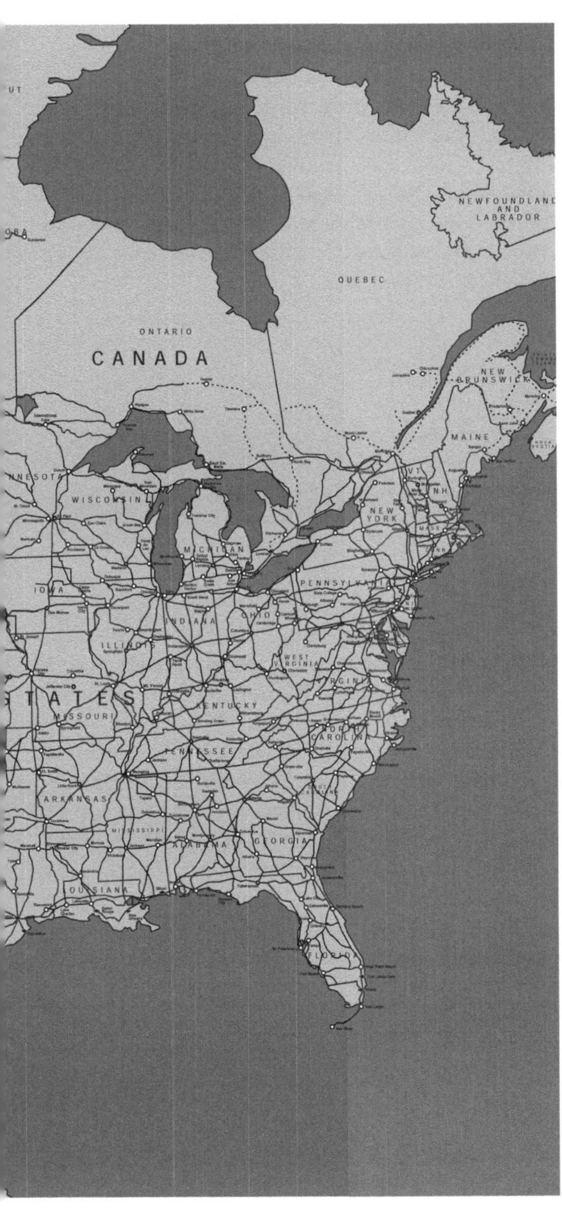
CANADA
ONTARIO
QUEBEC
NEWFOUNDLAND AND LABRADOR
NEW BRUNSWICK
MAINE
VT
NH
NEW YORK
MASS
PENNSYLVANIA
OHIO
WEST VIRGINIA
VIRGINIA
NORTH CAROLINA
SOUTH CAROLINA
GEORGIA
FLORIDA
ALABAMA
MISSISSIPPI
TENNESSEE
KENTUCKY
INDIANA
ILLINOIS
MICHIGAN
WISCONSIN
IOWA
MISSOURI
ARKANSAS
LOUISIANA

5.6.1 Führerschein – *Driving License/Driver's License*

Der deutsche bzw. europäische Führerschein wird in allen Bundesstaaten zum Betrieb eines Fahrzeugs anerkannt. Eine Umschreibung in eine amerikanische *Driver's License* ist jedoch nicht immer möglich. Daher sollte vor Antritt des USA-Aufenthaltes bei der zuständigen deutschen Behörde (LEA, Bezirks-/Kreisämter) ein Internationaler Führerschein beantragt werden. Mit diesem Dokument ist eine Umschreibung in eine *Driver's License* i. d. R. ohne zusätzliche Prüfung möglich.

Merke

Die US-amerikanische *Driver's License* erfüllt eine Ausweisfunktion und ist mit dem deutschen Personalausweis vergleichbar. Die Präsentation einer *Driver's License* schafft Unbedenklichkeit und ein besseres Vertrauensverhältnis als ein Pass/Personalausweis.
Deshalb unbedingt den Internationalen Führerschein erwerben.

5.6.2 Mietwagen

Für den Kurztrip am Wochenende, einen langfristigen Urlaub und als Übergangslösung vor Erwerb eines Fahrzeugs kann man relativ preisgünstig ein Auto mieten. Der deutsche Führerschein, der Reisepass und eine Kreditkarte, ausgestellt auf den Mieter, sind die wesentlichen Voraussetzungen. Der Internationale Führerschein ist i. d. R. nicht nötig. Zu beachten ist, dass Versicherungsbestimmungen und Mindestaltervoraussetzungen in den verschiedenen Bundesstaaten und bei den Vermietungsagenturen uneinheitlich geregelt sind. Die magischen Altersgrenzen liegen oft bei 21 und 25 Jahren. Mit 21 Jahren ist die Anmietung eines Fahrzeugs generell möglich, für eine günstigere Miete und Versicherung sowie zum Mieten größerer und leistungsstärkerer Fahrzeuge ist oft ein Alter von 24 oder 25 Jahren erforderlich. So lohnt der Vergleich der verschiedenen Anbieter durchaus, nicht nur aufgrund der *rental rates*, sondern auch in Bezug auf die Allgemeinen Geschäftsbedingungen, wenn man das Alter von 25 noch nicht erreicht hat.

@ Web-Adressen

- www.enterprise.com – *Enterprise Rent-A-Car Company*, die Größten mit Abhol- und Bringe-Service
- www.dollar.com – *Dollar Rent A Car Systems, Inc.*, gute Mindestalterbestimmungen, preiswert.

- www.budget.com – *Budget Rent A Car*, Sixt auf amerikanisch
- www.national.com – *National Car Rental Online*, nicht landesweit vertreten
- www.hertz.com – *Hertz Rent A Car*, teuer
- www.avis.com – *Avis Rent A Car* System, Inc., die zur Zeit Größten

5.6.3 Gebrauchtwagen – *Used Cars*

Mehr als in Deutschland ist ein Auto in den USA ein Gebrauchsgegenstand. Es wird für alle denkbaren Zwecke gebraucht und auch missbraucht. Die Laufleistung von Motor und Getriebe sind durchschnittlich höher. Die optische Pflege genießt zwar einen ähnlich hohen Stellenwert wie in deutschen Landen, die technische Pflege hingegen nicht. Gerade in ärmeren Gebieten der USA und in Regionen mit kalten und niederschlagsreichen Wintern finden sich an Gebrauchtwagen erhebliche Gebrauchsspuren (Flugrost, Durchrostung, Reifen, Bremsen, etc.), die als relativ üblich aufgefasst werden, die deutsche Hauptuntersuchung (TÜV/DEKRA) aber nie überleben würden.

Deshalb sollte man beim Kauf von privat oder Händler die Fahrzeuge einer gründlichen Inspektion unterziehen, die Funktion aller relevanten Teile prüfen, die Lager auf Spiel untersuchen, die Federelemente auf Dämpfung und Zug testen, den Unterboden und den Auspuff auf Rost und Stabilität beurteilen, und das alles sowohl vor als auch nach einer Probefahrt (CAVE: Frische Ölaustritte an Motorblock und Federelementen nach Probefahrt).

Merke

Der Verbraucherschutz, insbesondere Garantieleistung und Gewährleistungspflichten, ist in den USA weit weniger streng geregelt und länderabhängig.

Wer sich der Situation in einem Verkaufsgespräch und während der Inspektion nicht 100prozentig gewachsen fühlt, sollte auf jeden Fall einen Einheimischen um Rat oder Begleitung bitten. Gegen ein Trinkgeld kann man auch einen Kfz-Mechaniker zu einer Einkaufstour mitnehmen. Anzeigen finden sich in lokalen und regionalen Tageszeitungen, in kostenlosen Anzeigenheften in den Vorräumen von *grocery stores*, an Schwarzen Brettern und natürlich im Internet.

Preise. Brauchbare Qualität und Zustand erhält man ab ca. 3000 US-Dollar. Bei Fahrzeugen, die älter als 8 Jahre und billiger als 2000 US-Dollar sind, sollte man besonders gut Acht geben. Das Pendant zu der deutschen „Schwacke-Listen" und die „Bibel" der amerikanischen Fahrzeugpreise ist „*Kelley's Blue Book*", welches, jährlich neu aufgelegt, im Buchhandel erworben werden kann. Noch informativer, aber leider nicht in die Jackentasche passend, ist die Online-Version unter www.kbb.com. Neben den aktuellen Preis-Bewertungen neuer und gebrauchter Modelle für Privatverkäufe, Händlerverkäufe und Händleraufkäufe kann ein sog. „*Lemon Check*"(Unfälle, Wasserschäden, Vorbesitzer, sonstige Auffälligkeiten) gemacht werden. „*Lemon*" steht dabei für ein „faules Ei". Dafür ist die Kenntnis der *Vehicle Idendification Number* (VIN) erforderlich, die seit 1981 an allen zugelassenen Fahrzeugen deutlich sichtbar, i. d. R. auf dem Armaturenbrett, angebracht ist.

Gebrauchtfahrzeuge werden grundsätzlich ohne Garantie (*warranty)* verkauft. Bei Wunsch nach teilweiser oder vollständiger Absicherung gegen technische Defekte muss eine Garantieversicherung zusätzlich erworben werden. Die Prämien belaufen sich auf 600–2400 US-Dollar pro Jahr.

Versicherung. Der Markt an Versicherungsdienstleistern in den Vereinigten Staaten ist ebenso groß und unübersichtlich wie in Deutschland. Durch die amerikanischen Versicherungsbestimmungen, die von Bundesstaat zu Bundesstaat verschieden sind, sowie durch die Klagefreudigkeit und die hohen Entschädigungssummen, sind die erforderlichen Versicherungsprämien zwei- bis vierfach höher als in Deutschland. Dieser finanzielle Mehraufwand wird durch die verhältnismäßig billigen Kraftstoffe und die Tatsache, dass es in den USA keine Kfz-Steuer gibt, kompensiert.

Durch kompetente Beratung und ein ausgedehntes Servicenetz ist AAA (*Triple A*, American Automobile Association) eine hervorragende Anlaufstelle. Neben fahrzeugspezifischen Versicherungsleistungen bietet AAA auch einen Reiseservice mit unentgeltlichem Informations- und Kartenmaterial. Darüber hinaus bietet die Kfz-Versicherung auch Schutzbrieffunktionalität, was bei leerem Tank, toter Batterie oder im Fall, dass man sich ausgesperrt hat, äußerst sinnvoll erscheint.

Verkehr und Umgang mit der Polizei. Der Verkehr und die Verhaltensregeln unterscheiden sich nur unwesentlich von europäischen Bedingungen und Erfahrungen. Eine defensive und höfliche Fahrweise sind allgemein üblich. Die Ausnahme bildet wie fast immer Kalifornien, wo man auf den bis zu neunspurigen *freeways* im Großraum L. A. mit Ausfahrten an beiden Seiten gute Nerven haben muss. Allerdings sollte man sich vor Fahrantritt in den

USA über die Vorfahrtsregeln und das Verhalten bei haltenden Schulbussen informieren.

Geschwindigkeitsübertretungen bis 10 mls/h werden von den Ordnungshütern meistens ignoriert. Höhere Übertretungen führen spätestens bei 20–25 mls/h zu Problemen. Wer dann vom Dopplerradar oder der Videoüberwachung eines Polizeifahrzeugs erfasst wird, sieht recht überraschend die „Sondersignale" im Rückspiegel schnell auf sich zukommen. Um Missverständnisse bei den *Pull Over*-Manövern zu vermeiden, welche dramatisch enden können, sind folgende Regeln zu beachten.

Checkliste

- Fuß vom Gas! Keine Panik!
- Bei nächster Gelegenheit an den rechten Straßenrand oder in die nächste Einfahrt/Querstrasse langsam einfahren. Auf *freeways* kann auch der linke Standstreifen benutzt werden.
- Motor abstellen!
- Hände auf das Lenkrad legen und keine hektischen Bewegungen machen, v. a. nicht irgendwo hingreifen und den falschen Eindruck hinterlassen

Der Polizist oder Sheriff überprüft zuerst das Kennzeichen oder ruft Verstärkung. Das kann sich durchaus mehrere Minuten hinziehen. Anschließend steigt er aus, entweder mit der Hand an der entsicherten Waffe im Holster oder auch mit gezogener Waffe. Dies ist jedoch nur eine Vorsichtsmaßnahme.

Erst wenn der Polizist an das Fahrzeug herantritt und an das Fahrerfenster klopft oder das Öffnen des Fensters andeutet, können die Hände vom Lenkrad genommen werden.

Merke

Ruhe, Besonnenheit, Freundlichkeit und ein wenig Reue bewahrt vor größeren Problemen.

5.7 Kulturelle Besonderheiten

Die kulturelle Besonderheit der USA schlechthin ist die wunderbare Verschiedenheit und Vielfältigkeit. Bei einer Reise durch das Land wird schnell klar, dass die typischen amerikanischen Klischees zwar vorhanden sind, jedoch dem Land, seinen Bewohnern und der facettenreichen Kultur in keiner Weise gerecht werden.

Verschiedene Regionen, unterschiedliche Einwanderungswellen, die Vielzahl der ethnischen Gruppen, der religiösen Hintergründe, der Moral-

und Wertevorstellungen haben keinen „Schmelztiegel der Kulturen" geschaffen, sondern ein sehr faszinierendes und meistens friedliches Miteinander. Der einzige Schandfleck ist dabei das noch nicht überwundene *racial profiling* und die Diskriminierung der Ureinwohner Amerikas.

Ganz allgemein wird jedoch in den USA ein sehr freundlicher und teilweise herzlicher Umgang miteinander gepflegt, wobei regionale Mentalitäten eine große Rolle spielen. Gastfreundschaft und Hilfsbereitschaft stehen hoch im Kurs.

Medien/Politische Bildung. Abgesehen von CNN beschränken sich die vermittelten Inhalte und Informationen des Fernsehens auf rein amerikanische Themen. Dabei ist die Themenauswahl von erschreckender Trivialität: Sport, Verkehr, Wetter, Kriminalität, Wirtschaft, Innenpolitik und ein Sachthema pro Tag. Dem Tagesschau-verwöhnten Publikum wird dabei viel Toleranz abverlangt, zumal die Werbepausen zahlreich und lang sind. So ist es leider nicht verwunderlich, dass der Großteil der Menschen in den USA und selbst akademische Kreise über die Geschehnisse im Land und der restlichen Welt oft nur schwerpunktmäßig, einseitig und mangelhaft informiert sind.

Eine hochwertige Berichterstattung bieten die überregionalen Print-Medien, wie z. B. die New York Times.

Diskussionskultur. Diskutieren und Debattieren hat in den Vereinigten Staaten eine lange Tradition. Ein Beleg dafür sind die zahlreichen Debattierclubs und -wettbewerbe, die schon in der High School ihren Platz haben. Dementsprechend kultiviert und fein abgestuft werden Argumente hervorgebracht und bewertet. Es wird generell als Fauxpas angesehen, in diesem Rahmen ausfallend zu werden oder zu grimassieren. Stattdessen wird auch in erbittert geführten Diskussionen mit verhärteten Fronten von den Teilnehmern oft Verständnis für die Position der Gegenseite geäußert.

11. September 2001/Patriotismus. Schon am Nachmittag und Abend des 11. September 2001, der auch umgangsprachlich als *Nine-Eleven* bezeichnet wird, wurden in vielen Vorgärten, Fensterscheiben und an Autos amerikanische Flaggen angebracht. Das war nur der Anfang einer Welle von Mitgefühl, Trauer und Wut, die ultimativ in einer ubiquitären Renaissance des Patriotismus gegipfelt hat. Für die meisten Europäer und Deutsche ist das gesellschaftliche Trauma und das daraus resultierende Verhalten nicht tatsächlich nachvollziehbar. Und trotz der Fragwürdigkeit von Äußerungen und Verhalten im Umgang mit diesem Ereignis und den Folgen sollte man als Gast in den USA eine Position zu diesem Thema immer mit dem gebührenden Respekt, Bescheidenheit und der gebotenen Distanz beziehen.

Kleidung. In der amerikanischen Verfassung ist das Recht auf freie Entfaltung des Individuums festgehalten. Die praktische Umsetzung dessen findet man im amerikanischen Modebewusstsein. Ganz simpel – alles ist möglich, v. a. im privaten Umfeld.

Im Berufs- bzw. Geschäftsbereich hingegen sind gewisse Standards verbindlich. In einer Kfz-Werkstatt laufen die Mechaniker, salopp gesagt, in ihren ölverschmierten Overalls rum. Sollte selbst der Manager der Werkstatt in einem Overall stecken, so doch immer mit sauberem und gebügeltem Hemd sowie Krawatte.

Da der medizinische Berufsstand in den USA, selbst der Student, sehr hoch angesehen wird, findet man in amerikanischen Krankenhäusern und Arztpraxen nur „gut" gekleidetes Personal. Dabei sind Bundfaltenhose, weißes Hemd und Krawatte der Mindeststandard. Kleider machen dort tatsächlich Leute, so dass die Aufwertung der eigenen Garderobe sehr sinnvoll erscheint. Allerdings sollte man dabei auch nicht übertreiben und „Ranghöhere" in Chic und Charme übertrumpfen.

Hierarchie und Teamwork am Arbeitsplatz. Die oft erfahrene sowie gelobte Kollegialität und Teamfähigkeit in den USA ist eine Tatsache. Die Kommunikation über Vorgänge und Probleme gestaltet sich viel offener als in Deutschland. Konstruktive Kritik ist sogar erwünscht.

Die entgegengebrachte Freundlichkeit und Offenheit kann jedoch auch leicht dazu verleiten, diese mit inhaltlicher Nähe zu verwechseln, den Bogen zu überspannen und über das Ziel hinauszuschießen. Generell reagieren die Amerikaner sehr indirekt und ausweichend auf ihnen unangenehme Situationen. Hierarchien sind zwar in den USA flacher, weniger intensiv gepflegt und kommuniziert als in Deutschland, aber sie sind da. Deshalb sollte man behutsam, professionell und zurückhaltend am Arbeitsplatz auftreten, zumindest so lang, bis man die subtilen Zeichen zu deuten weiß.

Kontakt und Freundschaften. Auch durch den Unterricht im lockeren Klassenverband (Kurswahlsystem) in der High School lernen junge Amerikaner, schnell Kontakt zu Fremden aufzubauen, ein kurzes Gespräch anzufangen, sich über das Gegenüber zu erkundigen und generell Interesse zu bekunden, etc. Man sollte sich über den Charakter dieses *small talk* aber nicht täuschen lassen. Schnell entsteht die Illusion, dass aufgrund solcher Gespräche eine freundschaftliche Beziehung besteht.

Oft ist es jedoch nur das gewöhnliche typische Alltagsgeplänkel. Eine Besonderheit der Amerikaner ist es, unvermittelt mit ihnen völlig fremden Leuten in großer Offenheit und Detailfülle über Intimitäten zu plaudern, die man in Deutschland in dieser Situation nicht ansprechen würde.

Vielmehr ist es so, dass die Amerikaner mit ihrem Verhalten unangenehme Situationen aufhellen, erheitern und überbrücken möchten oder auch ein nachbarschaftliches Verhalten zeigen, was man traditionell erwartet. Einer wahrhaft freundschaftlichen Beziehung stehen viele jedoch eher misstrauisch gegenüber, mit Geduld und Verständnis ist das jedoch kein Problem.

Dating. Sexuelle Belästigung (*sexual harassment*) ist ein brisantes Thema in den USA und führt zu grotesk anmutenden Prozessserien mit hohen Klagesummen. Der Umgang mit dem Thema „Kennenlernen und Sexualität" in den USA ist trotz identischer Bedürfnisse und Aufklärung völlig anders als in Deutschland. Neben dem traditionellen Ritual des *dating*, was durchaus locker, aber auch sehr korrekt gehandhabt werden kann, ist die Toleranz, v. a. der amerikanischen Frauen, gegenüber zweideutigen Bemerkungen, unerwünschter körperlicher Nähe, etc. sehr gering.

Wer sich jedoch an das Ritual hält, wird allerhöchstens einen Korb, aber keine Schwierigkeiten bekommen. Wenn man eine Frau kennenlernen möchte, lädt man sie traditionell ins Kino oder in ein Restaurant zu einem ersten *date* ein. Dabei wird erwartet, dass sich der Mann zurückhaltend verhält. Wer dann das Privileg haben darf, die Frau nach Hause zu begleiten, bekommt vielleicht ein zweites *date*.

5.8 Adressen

5.8.1 Adressen in Deutschland

Bundesministerium für Gesundheit
und Soziale Sicherung
Am Propsthof 78a
53121 Bonn
Telefon: (0228) 941-0
Fax: (0228) 941-4900

Dienstsitz Berlin
Wilhelmstraße 49
10117 Berlin (Mitte)
Telefon: 018 88 441-0
Fax: 018 88 441-4900
http://www.bmgesundheit.de

Auswärtiges Amt
11013 Berlin
Telefon 030-5000-0
Notruf 030-5000-2000
Telefax 030-5000-3402
http://www.auswaertiges-amt.de/

Bundesärztekammer
Arbeitsgemeinschaft der deutschen
Ärztekammern
Herbert-Lewin-Str. 1
50931 Köln
Tel.: (0221) 4004-0
http://www.bundesaerztekammer.de/

Deutscher Famulantenaustausch e. V. (dfa)
Godesberger Allee 54
53175 Bonn
Tel.: 0228/375340
Fax: 0228/375342 + 8104155
http://www.dfa-germany.de

DAAD – Deutscher Akademischer
Austausch Dienst
Geschäftsstelle Bonn-Bad Godesberg
Kennedyallee 50
53175 Bonn
Postfach 20 04 04
53134 Bonn
Tel.: (0228) 882-0
Fax: (0228) 882-444
http://www.daad.de

Büro Berlin
Markgrafenstraße 37
10117 Berlin
Tel.: (030) 20 22 08-0
Fax: (030) 20 41 267
http://www.daad-berlin.de

Marburger Bund
Verband der angestellten und beamteten Ärztinnen und Ärzte Deutschlands e. V.

Bundesverband
Riehler Straße 6
50668 Köln
Fon 0221/97 31 68-0
Fax 0221/97 31 67 8

Hauptstadtbüro
Robert-Koch-Platz 7
10115 Berlin
Fon 030/28 09 62 38
Fax 030/28 09 95 23
http://www.marburger-bund.de/

Hartmannbund – Verband der Ärzte Deutschlands e. V.
Schützenstraße 6a
10117 Berlin
Postanschrift:
Postfach 26 01 25
53153 Bonn
Telefon 0228–8104 0
Telefax 0228–8104 155
http://www.hartmannbund.de

Charité International Cooperation
Charité – Campus Virchow-Klinikum
Augustenburger Platz 1
13353 Berlin, Germany
phone ++49-30-450-576088
fax ++49-30-450-576900
http://www.charite.de/bbeo

Deutsche Ärzteversicherung AG
Siegburger Str. 215
50679 Köln
Tel.: 0221/148-22700
Fax: 0221/148-21442
http://www.aerzteversicherung.de

Council on International Educational Exchange
CIEE e. V.

Oranienburger Str. 13-14
10178 Berlin
Tel: 030-284859-0
Fax: 030-280961-80

Kaiserstr. 13
60311 Frankfurt
Tel: 069-210846-0
Fax: 069-21994606
http://www.councilexchanges.de/
http://www.educationusa.de/

Diplomatische Vertretungen

Embassy of the United States Berlin
Neustädtische Kirchstr. 4-5
10117 Berlin
Federal Republic of Germany
Telephone: (030) 8305-0

Embassy of the United States Berlin
Consular Section
Clayallee 170
14195 Berlin
Federal Republic of Germany

Non-Immigrant Visa Section
Drop Box Hours for Visa Applications:
Monday through Friday from 8:30 am to 4 pm

U. S. Consulate General Düsseldorf
Willi-Becker-Allee 10
40227 Düsseldorf
Federal Republic of Germany
Telephone: (0211) 788-8927
Fax: (0211) 788-8938

U. S. Consulate General Frankfurt
Siesmayerstraße 21
60323 Frankfurt
Federal Republic of Germany
Telephone: (069) 7535-0
Fax: (069) 7535-2277

Immigrant Visa Services
Open to the public from 8:00 am to 12:00 noon.
Phone information on specific cases from 2:00-4:00 pm at
Telephone: (069) 7535-0

Non-Immigrant Visa Section
Drop Box Hours for Visa Applications:
Monday through Friday from 8:00 am to 11:30 am

U. S. Consulate General Hamburg
Alsterufer 27/28
20354 Hamburg
Federal Republic of Germany
Telephone: (040) 411 71-100
Fax: (040) 41 32 79 33

U. S. Consulate General Leipzig
Wilhelm-Seyfferth-Straße 4
04107 Leipzig
Federal Republic of Germany
Telephone: (0341) 213-840
Map

U. S. Consulate General Munich
Königinstraße 5
80539 München
Federal Republic of Germany
Telephone: (089) 2888-0
Fax: (089) 280-9998

Deutsch-Amerikanische Kulturinstitute

Amerika Häuser

Amerika Haus Berlin
Hardenbergstrasse 22–24
10623 Berlin
Tel.: 030/31107-3
Fax: 030/31107-433

Amerika Haus Frankfurt
Staufenstr. 1
60323 Frankfurt am Main
Tel: 069/971448-0
Fax: 069/720205

Amerika Haus Köln
Apostelnkloster 13-15
50672 Köln
Tel: 0221/20901-0
Fax: 0221/255543

Deutsch-Amerikanische Institute

Carl-Schurz-Haus Freiburg
Kaiser-Joseph-Str. 266
79098 Freiburg
Tel.: (0761) 3 16 47
Fax.: (0761) 3 98 27

Amerikazentrum Hamburg
im Curio Haus
Rothenbaumchaussee 15
20148 Hamburg
Tel: (040) 45 01 04 22
Fax: (040) 44 80 96 98

Deutsch-Amerikanisches Institut
Sophienstr. 12
69115 Heidelberg
Tel.: (06221) 60 73 15
Fax.: (06221) 60 73 73

Kennedy Infozentrum
Ohlshausenstr. 10
24118 Kiel
Tel.: (0431) 586 999 3
Fax: (0431) 586 999 5

Bayerisch-Amerikanisches Zentrum
Amerika Haus
Karolinenplatz 3
80333 München
Tel: (089) 55 25 37 0
Fax: (089) 55 35 78

Deutsch-Amerikanisches Institut
Gleissbühlstr. 13
90402 Nürnberg
Tel.: (0911) 23 069 0
Fax.: (0911) 23 069 23

Deutsch-Amerikanisches Institut
Berliner Promenade 15
66111 Saarbrücken
Tel.: (0681) 3 11 60
Fax.: (0681) 37 26 24

Deutsch-Amerikanisches Zentrum
James-F. Byrnes-Institut e.V.
Charlottenplatz 17
70173 Stuttgart
Tel.: (0711) 22 818 0
Fax.: (0711) 22 818 40

Deutsch-Amerikanisches Institut
Karlstr. 3
72072 Tübingen
Tel.:Tel: (07071) 795 260
Fax.: (07071) 795 2626

5.8.2 Adressen in den USA

The College Board
45 Columbus Avenue
New York, NY 10023-6992
Phone: (212) 713-8000
http://www.collegeboard.com

Educational Testing Service
Rosedale Road
Princeton, NJ 08541 USA
TEL: (609) 921-9000
FAX: (609) 734-5410

ECFMG – Educational Commission for Foreign Medical Graduates
3624 Market Street
Philadelphia, PA 19104-2685 USA
TEL: (215) 386-5900
FAX: (215) 386-9196
http://www.ecfmg.org

AMA – American Medical Association
515 N. State Street
Chicago, IL 60610
Phone: (312) 464-5000
http://www.ama-assn.org

AAMC – Association of American Medical Colleges
2450 N Street, NW
Washington, DC 20037-1126
Phone: (202) 828-0400
Fax: (202) 828-1125
http://www.aamc.org

NBME – National Board of Medical Examiners
3750 Market Street
Philadelphia, PA 19104-3102
Phone: (215) 590-9500

FSMB – Federation of State Medical Boards of the United States, Inc.
PO Box 619850
Dallas, TX 75261-9850
Phone: (817) 868-4000
Fax: (817) 868-4099
http://www.fsmb.org

ABMS – American Board of Medical Specialties
1007 Church Street, Suite 404
Evanston, IL 60201-5913
Phone: (847) 491-9091
Fax: (847) 328-3596
http://www.abms.org

International Medical Placement, Ltd. (IMP)
1428 Millersport Hywy
Williamsville, NY 14221
Phone: (716) 689-6000
Fax: (716) 689-6187
http://www.intlmedicalplacement.com/

Medical Schools

Alabama
University of Alabama School of Medicine
University of Alabama at Birmingham
1813 6th Avenue, South
Birmingham, AL 35294-3293
http://www.uab.edu/uasom/

University of South Alabama College of Medicine
307 University Boulevard
Mobile, AL 36688
http://www.southalabama.edu/

Arizona
University of Arizona College of Medicine
Arizona Health Sciences Center
1501 North Campbell Avenue
P. O. Box 245018
Tucson, AZ 85724-5018
http://www.medicine.arizona.edu/

Arkansas
University of Arkansas College of Medicine
4301 West Markham Street
Little Rock, AR 72205
http://www.uams.edu/com/

California
Keck School of Medicine of the University of Southern California
1975 Zonal Avenue, KAM 500
Los Angeles, CA 90033
http://www.usc.edu/schools/medicine/

Loma Linda University School of Medicine
Loma Linda, CA 92350
http://www.llu.edu/llu/medicine/

Stanford University School of Medicine
300 Pasteur Drive
Alway Building M121
Stanford, CA 94305-5119
http://med-www.stanford.edu/

University of California, Davis, School of Medicine
One Shields Avenue
Davis, CA 95616-8640
http://www-med.ucdavis.edu/

University of California, Irvine, College of Medicine
Irvine, CA 92697-3950
http://www.com.uci.edu/

David Geffen School of Medicine, UCLA
10833 Le Conte Avenue
Los Angeles, CA 90095
http://www.medsch.ucla.edu/

University of California, San Diego, School of Medicine
La Jolla, CA 92093
http://medicine.ucsd.edu/

University of California, San Francisco, School of Medicine
513 Parnassus Avenue
San Francisco, CA 94143-0410
http://www.som.ucsf.edu/

Colorado
University of Colorado Health Sciences Center School of Medicine
4200 East Ninth Avenue
Denver, CO 80262
http://www.uchsc.edu/sm/sm/offdean.htm

Connecticut
University of Connecticut School of Medicine
263 Farmington Avenue
Farmington, CT 06030
http://www.uchc.edu/

Yale University School of Medicine
333 Cedar Street
Post Office Box 208055
New Haven, CT 06520-8055
http://info.med.yale.edu/medical/

District of Columbia
George Washington University School of Medicine and Health Sciences
2300 Eye Street, N.W.
Washington, DC 20037
http://www.gwumc.edu/

Georgetown University School of Medicine
3900 Reservoir Road, N.W.
Washington, DC 20007
http://www.dml.georgetown.edu/schmed/

Howard University College of Medicine
520 W Street, N.W.
Washington, DC 20059
http://www.med.howard.edu/

Florida
University of Florida College of Medicine
Box 100215
J. Hillis Miller Health Center
Gainesville, FL 32610
http://www.med.ufl.edu/

University of Miami School of Medicine
1600 N.W. 10th Avenue
Post Office Box 016099(R699)
Miami, FL 33101
http://www.med.miami.edu/

University of South Florida College of Medicine
12901 Bruce B. Downs Boulevard
Box 2
Tampa, FL 33612-4799
http://com1.med.usf.edu/med.html

Georgia
Emory University School of Medicine
Woodruff Health Sciences Center
Administration Building
1440 Clifton Road, N.E.
Atlanta, GA 30322
http://www.emory.edu/WHSC/MED/med.html

Medical College of Georgia School of Medicine
1120 Fifteenth Street
Augusta, GA 30912
http://www.mcg.edu/SOM/Index.html

Mercer University School of Medicine
1550 College Street
Macon, GA 31207
http://musm.mercer.edu/musm/

Morehouse School of Medicine
720 Westview Drive, S.W.
Atlanta, GA 30310
http://www.msm.edu/

Hawaii
University of Hawaii John A. Burns School of Medicine
1960 East-West Road
Honolulu, HI 96822
http://hawaiimed.hawaii.edu/

Illinois
Finch University of Health Sciences/The Chicago Medical School
3333 Green Bay Road
North Chicago, IL 60064
http://www.finchcms.edu/

Loyola University Chicago Stritch School of Medicine
2160 South First Avenue
Maywood, IL 60153
http://www.meddean.lumc.edu/

Northwestern University Medical School
303 East Chicago Avenue
Chicago, IL 60611-3008
http://www.nums.nwu.edu/

Rush Medical College of Rush University
600 South Paulina Street
Chicago, IL 60612
http://www.rushu.rush.edu/medcol

Southern Illinois University School of Medicine
801 North Rutledge
P.O. Box 19620
Springfield, IL 62794-9620
http://www.siumed.edu/

University of Chicago Division of the Biological Sciences The Pritzker School of Medicine
5841 South Maryland Avenue, MC1000
Chicago, IL 60637-1470
http://pritzker.bsd.uchicago.edu/

University of Illinois College of Medicine
1853 West Polk Street
(M/C 784)
Chicago, IL 60612
http://www.uic.edu/depts/mcam/

Indiana
Indiana University School of Medicine
Indiana University Medical Center
1120 South Drive
Indianapolis, IN 46202-5114
http://www.medicine.iu.edu/

Iowa
University of Iowa Roy J. and Lucille A. Carver College of Medicine
200 Medicine Administration Building
Iowa City, IA 52242-1101
http://www.medicine.uiowa.edu/

Kansas
University of Kansas School of Medicine
3901 Rainbow Boulevard
Kansas City, KS 66160-7300
http://www.kumc.edu/som/som.html

Kentucky
University of Kentucky College of Medicine
MN-150
Chandler Medical Center
Lexington, KY 40536-0298
http://www.mc.uky.edu/medicine/

University of Louisville School of Medicine
Abell Administration Center
323 East Chestnut Street
Louisville, KY 40202-3866
http://www.louisville.edu/medschool/

Louisiana
Louisiana State University School of Medicine in New Orleans
533 Bolivar Street
New Orleans, LA 70112-2822
http://www.medschool.lsuhsc.edu/

Louisiana State University School of Medicine in Shreveport
Post Office Box 33932
Shreveport, LA 71130-3932
http://www.sh.lsuhsc.edu/

Tulane University School of Medicine
1430 Tulane Avenue
New Orleans, LA 70112
http://www.som.tulane.edu/

Maryland
Johns Hopkins University School of Medicine
720 Rutland Avenue
Baltimore, MD 21205
http://www.hopkinsmedicine.org/medicalschool/

Uniformed Services University of the Health Sciences F. Edward Hebert School of Medicine
4301 Jones Bridge Road
Bethesda, MD 20814-4799
http://www.usuhs.mil/

University of Maryland School of Medicine
655 West Baltimore Street
Baltimore, MD 21201
http://medschool.umaryland.edu/

Massachusetts
Boston University School of Medicine
715 Albany Street
Boston, MA 02118
http://www.bumc.bu.edu/

Harvard Medical School
25 Shattuck Street
Boston, MA 02115
http://www.hms.harvard.edu/

Tufts University School of Medicine
136 Harrison Avenue
Boston, MA 02111
http://www.tufts.edu/med/

University of Massachusetts Medical School
55 Lake Avenue North
Worcester, MA 01655-0112
http://www.umassmed.edu/

Michigan
Michigan State University College
of Human Medicine
A-110 East Fee Hall
East Lansing, MI 48824
http://www.chm.msu.edu/

University of Michigan Medical School
1301 Catherine Road
Medical Science Building I
Ann Arbor, MI 48109-0624
http://www.med.umich.edu/medschool/

Wayne State University School of Medicine
540 East Canfield Avenue
Detroit, MI 48201
http://www.med.wayne.edu/

Minnesota
Mayo Medical School
200 First Street, S.W.
Rochester, MN 55905
http://www.mayo.edu/mms

University of Minnesota Medical School –
Twin Cities
Mayo Mail Code 293
420 Delaware Street S.E.
Minneapolis, MN 55455
http://www.med.umn.edu/

University of Minnesota –
Duluth School of Medicine
1035 University Drive
Duluth, MN 55812
http://penguin. d.umn.edu/

Mississippi
University of Mississippi School of Medicine
2500 North State Street
Jackson, MS 39216
http://som.umc.edu/

Missouri
Saint Louis University School of Medicine
1402 South Grand Boulevard
St. Louis, MO 63104
http://www.slu.edu/colleges/med/

University of Missouri-Columbia School
of Medicine
MA202 Medical Sciences Building
One Hospital Drive
Columbia, MO 65212
http://www.hsc.missouri.edu/~medicine/

University of Missouri-Kansas City School
of Medicine
2411 Holmes Street
Kansas City, MO 64108-2792
http://research.med.umkc.edu/

Washington University in St. Louis School
of Medicine
660 South Euclid Avenue
Box 8106
St. Louis, MO 63110
http://medinfo.wustl.edu/

Nebraska
Creighton University School of Medicine
2500 California Plaza
Omaha, NE 68178
http://medicine.creighton.edu/

University of Nebraska College of Medicine
986545 Nebraska Medical Center
Omaha, NE 68198-6545
http://www.unmc.edu/UNCOM/

Nevada
University of Nevada School of Medicine
Savitt Medical Bldg/332
Reno, NV 89557-0046
http://www.unr.edu/med/

New Hampshire
Dartmouth Medical School
Hanover, NH 03755-3833
http://www.dartmouth.edu/dms/

New Jersey
UMDNJ–New Jersey Medical School
185 South Orange Avenue
Newark, NJ 07103-2714
http://www.umdnj.edu/njmsweb/

UMDNJ-Robert Wood Johnson Medical School
675 Hoes Lane
Piscataway, NJ 08854-5635
http://www2.umdnj.edu/rwjpweb/

New Mexico
University of New Mexico School of Medicine
Albuquerque, NM 87131
http://hsc.unm.edu/som/

New York
Albany Medical College
Mail Code 34, Room MS-129
47 New Scotland Avenue
Albany, NY 12208
http://www.amc.edu/

Albert Einstein College of Medicine of Yeshiva University
1300 Morris Park Avenue
Bronx, NY 10461
http://www.aecom.yu.edu/

Columbia University College of Physicians and Surgeons
630 West 168th Street
New York, NY 10032
http://cpmcnet.columbia.edu/dept/ps/

Joan & Sanford I. Weill Medical College of Cornell University
1300 York Avenue
New York, NY 10021
http://www.med.cornell.edu/

Mount Sinai School of Medicine of New York University
One Gustave L. Levy Place
New York, NY 10029-6574
http://www.mssm.edu/

New York Medical College
Administration Building
Valhalla, NY 10595
http://www.nymc.edu/

New York University School of Medicine
550 First Avenue
New York, NY 10016
http://www.med.nyu.edu/

State University of New York Downstate Medical Center College of Medicine
450 Clarkson Avenue, Box 97
Brooklyn, NY 11203-2098
http://www.hscbklyn.edu/

State University of New York Upstate Medical University
750 East Adams Street
Syracuse, NY 13210
http://www.upstate.edu/

Stony Brook University Health Sciences Center School of Medicine
Level 4 – Room 169
Stony Brook, NY 11794-8430
http://www.informatics.sunysb.edu/som/

University at Buffalo State University of New York School of Medicine & Biomedical Sciences
3435 Main Street
Buffalo, NY 14214
http://www.wings.buffalo.edu/smbs

University of Rochester School of Medicine and Dentistry
601 Elmwood Avenue
Box 706
Rochester, NY 14642
http://www.urmc.rochester.edu/SMD/

North Carolina
Duke University School of Medicine
Post Office Box 3701
Durham, NC 27710
http://medschool.duke.edu/

The Brody School of Medicine at East Carolina University
Greenville, NC 27858-4354
http://www.ecu.edu/med/

University of North Carolina at Chapel Hill School of Medicine
Chapel Hill, NC 27599
http://www.med.unc.edu/

Wake Forest University School of Medicine
Medical Center Boulevard
Winston-Salem, NC 27157
http://www.wfubmc.edu/

North Dakota
University of North Dakota School of Medicine and Health Sciences
501 North Columbia Road
Box 9037
Grand Forks, ND 58202-9037
http://www.med.und.nodak.edu/

Ohio
Case Western Reserve University School of Medicine
10900 Euclid Avenue
Cleveland, OH 44106-4915
http://mediswww.meds.cwru.edu/

Medical College of Ohio
Post Office Box 10008
Toledo, OH 43699-0008
http://www.mco.edu/smed/smedmain.html

Northeastern Ohio Universities College of Medicine
4209 State Route 44
Post Office Box 95
Rootstown, OH 44272-0095
http://www.neoucom.edu/

Ohio State University College of Medicine and Public Health
254 Meiling Hall
370 West Ninth Avenue
Columbus, OH 43210-1238
http://www.med.ohio-state.edu/

University of Cincinnati College of Medicine
Post Office Box 670555
Cincinnati, OH 45267-0555
http://www.med.uc.edu/

Wright State University School of Medicine
Post Office Box 927
Dayton, OH 45401-0927
http://www.med.wright.edu/

Oklahoma
University of Oklahoma College of Medicine
Post Office Box 26901
Oklahoma City, OK 73190
http://www.medicine.ouhsc.edu/

Oregon
Oregon Health & Science University School of Medicine
3181 S.W. Sam Jackson Park Road
Portland, OR 97201-3098
http://www.ohsu.edu/

Pennsylvania
Jefferson Medical College of
Thomas Jefferson University
1025 Walnut Street
Philadelphia, PA 19107-5083
http://jeffline.tju.edu/CWIS/JMC/

Drexel University College of Medicine
2900 Queen Lane
Philadelphia, PA 19129
http://www.auhs.edu/medschool/medschl.html

Pennsylvania State University College of Medicine
500 University Drive
Post Office Box 850
Hershey, PA 17033
http://www.hmc.psu.edu/college/

Temple University School of Medicine
3400 North Broad Street
Philadelphia, PA 19140
http://www.temple.edu/medschool/

University of Pennsylvania Health System
3620 Hamilton Walk
Philadelphia, PA 19104-6055
http://www.uphs.upenn.edu/

University of Pittsburgh School of Medicine
M240 Scaife Hall
3550 Terrace Street
Pittsburgh, PA 15261
http://www.dean-med.pitt.edu/

Puerto Rico
Ponce School of Medicine
Post Office Box 7004
Ponce, PR 00732
http://www.psm.edu/

Universidad Central del Caribe School of Medicine
Call Box 60-327
Bayamon, PR 00960-6032
http://www.uccaribe.edu/

University of Puerto Rico School of Medicine
Medical Sciences Campus
P.O. Box 365067
San Juan, PR 00936-5067
http://www.rcm.upr.edu/

Rhode Island
Brown Medical School
97 Waterman Street
Providence, RI 02912
http://www.brown.edu/

South Carolina
Medical University of South Carolina College of Medicine
96 Jonathan Lucas Street
P.O. Box 250617
Charleston, SC 29425
http://www2.musc.edu/medicine.html

University of South Carolina School of Medicine
Columbia, SC 29208
http://www.med.sc.edu/

South Dakota
University of South Dakota School of Medicine
1400 West 22nd
Sioux Falls, SD 57105-1570
http://www.usd.edu/med/

Tennessee
East Tennessee State University
James H. Quillen College of Medicine
Post Office Box 70694
Johnson City, TN 37614
http://qcom.etsu.edu/

Meharry Medical College School of Medicine
1005 D.B. Todd Jr. Boulevard
Nashville, TN 37208
http://www.mmc.edu/

University of Tennessee Health Science Center College of Medicine
800 Madison Avenue
Memphis, TN 38163
http://www.utmem.edu/

Vanderbilt University School of Medicine
21st Avenue South at Garland Avenue
Nashville, TN 37232
http://www.mc.vanderbilt.edu/medschool/

Texas
Baylor College of Medicine
One Baylor Plaza
Houston, TX 77030
http://public.bcm.tmc.edu/

Texas Tech University Health Sciences Center School of Medicine
3601 4th Street
Lubbock, TX 79430
http://www.ttuhsc.edu/

The Texas A & M University System Health Science Center College of Medicine
147 Joe H. Reynolds Medical Building
1114 TAMU
College Station, TX 77843-1114
http://medicine.tamu.edu/

University of Texas Medical School at San Antonio
7703 Floyd Curl Drive
San Antonio, TX 78229-3900
http://www.uthscsa.edu/som/som_main.htm

University of Texas Southwestern Medical Center at Dallas Southwestern Medical School
5323 Harry Hines Boulevard
Dallas, TX 75390
http://www3.utsouthwestern.edu/

University of Texas Medical Branch at Galveston
301 University Boulevard
Galveston, TX 77555
http://www.utmb.edu/

University of Texas Medical School at Houston
6431 Fannin Street
Houston, TX 77030
http://www.med.uth.tmc.edu/

Utah
University of Utah School of Medicine
30 North 1900 East
Salt Lake City, UT 84132-2101
http://www.med.utah.edu/som/

Vermont
The University of Vermont College of Medicine
E109 Given Building
Burlington, VT 05405
http://www.med.uvm.edu/

Virginia
Eastern Virginia Medical School of the Medical College of Hampton Roads
P.O. Box 1980
Norfolk, VA 23501
http://www.evms.edu/

University of Virginia School of Medicine Health System
P.O. Box 800793-McKim Hall
Charlottesville, VA 22908
http://www.med.virginia.edu/schools/medschl.html

Virginia Commonwealth University School of Medicine
P.O. Box 980565
Richmond, VA 23298-0565
http://www.medschool.vcu.edu/

Washington
University of Washington School of Medicine
Seattle, WA 98195-6340
http://www.washington.edu/medical/som/index.html

West Virginia
Joan C. Edwards School of Medicine at Marshall University
1600 Medical Center Drive
Huntington, WV 25701-3655
http://musom.marshall.edu/

West Virginia University School of Medicine
Morgantown, WV 26506
http://www.hsc.wvu.edu/som/

Wisconsin
Medical College of Wisconsin
8701 Watertown Plank Road
Milwaukee, WI 53226
http://www.mcw.edu/

University of Wisconsin Medical School
1300 University Avenue
Madison, WI 53706
http://www.medsch.wisc.edu/

Medical (State) Boards

Alabama State Board of Medical Examiners
Larry D. Dixon, Executive Administrator
P.O. Box 946
Montgomery, AL 36101-0946
(street address: 848 Washington Ave.)
(334) 242-4116/Fax: (334) 242-4155
(800) 227-2606
http://www.albme.org

Alaska State Medical Board
Leslie A. Gallant, Executive Administrator
550 West Seventh Ave., Suite 1500
Anchorage, AK 99501
(907) 269-8163/Fax: (907) 269-8196
http://www.dced.state.ak.us/occ/pmed.htm

Arizona Medical Board
Barry A. Cassidy, PhD, PA-C,
Executive Director
9545 East Doubletree Ranch Road
Scottsdale, AZ 85258-5514
(480) 551-2700/Fax: (480) 551-2704
http://www.bomex.org

Arizona Board of Osteopathic Examiners
in Medicine and Surgery
Elaine LeTarte, Acting Executive Director
9535 East Doubletree Ranch Road
Scottsdale, AZ 85258-5539
(480) 657-7703/Fax: (480) 657-7715
http://www.azosteoboard.org

Arkansas State Medical Board
Peggy P. Cryer, Executive Secretary
2100 Riverfront Dr.
Little Rock, AR 72202-1793
(501) 296-1802/Fax: (501) 603-3555
http://www.armedicalboard.org

Medical Board of California
Ronald Joseph, Executive Director
1426 Howe Ave., Suite 54
Sacramento, CA 95825-3236
(916) 263-2389/Fax: (916) 263-2387
(800) 633-2322
http://www.medbd.ca.gov

Osteopathic Medical Board of California
Linda J. Bergmann, Executive Director
2720 Gateway Oaks Dr., Suite 350
Sacramento, CA 95833-3500
(916) 263-3100/Fax: (916) 263-3117
http://www.dca.ca.gov/osteopathic

Colorado Board of Medical Examiners
Susan Miller, Program Administrator
1560 Broadway, Suite 1300
Denver, CO 80202-5140
(303) 894-7690/Fax: (303) 894-7692
http://www.dora.state.co.us/medical

Connecticut Medical Examining Board
Jeff Kardys, Board Liaison
P.O. Box 340308
Hartford, CT 06134-0308
(street address 410 Capitol Ave., MS13PHO)
(860) 509-7648/Fax: (860) 509-7553
Licensing Information, (860) 509-7563
http://www.dph.state.ct.us

Delaware Board of Medical Practice
Gayle Franzolino, Interim Executive Director
P.O. Box 1401
Dover, DE 19903
(street address: 861 Silver Lake Blvd.,
Cannon Building, Suite 203, 19904)
(302) 739-4522/Fax: (302) 739-2711
http://www.professionallicensing.state.de.us

District of Columbia Board of Medicine
James R. Granger, Jr., Executive Director
825 North Capital Street, NE, 2nd Floor
Washington, DC 20002
(202) 442-9200/Fax: (202) 442-9431
http://dchealth.dc.gov

Florida Board of Medicine
Larry McPherson, Esq., Executive Director
Department of Health
4052 Bald Cypress Way, BIN #C03
Tallahassee, FL 32399-3253
(850) 245-4131/Fax: (850) 488-9325
http://www.doh.state.fl.us

Florida Board of Osteopathic Medicine
Pamela King, Executive Director
4052 Bald Cypress Way, BIN C06
Tallahassee, FL 32399-1753
(850) 245-4161/Fax: (850) 487-9874
http://www.doh.state.fl.us

Georgia Composite State Board
of Medical Examiners
Karen Mason, Executive Director
2 Peachtree Street, NW, 36th Floor
Atlanta, GA 30303
(404) 656-3913/Fax: (404) 656-9723
http://www.medicalboard.state.ga.us

Guam Board of Medical Examiners
Teresita L. G. Villagomez, Acting
Administrator
Health Professionals Licensing
1304 East Sunset Blvd.
Hagatna, GU 96913
(011) 671-475-0251/Fax: (011) 671-477-4733

Hawaii Board of Medical Examiners
Constance Cabral, Executive Officer
Dept. of Commerce & Consumer Affairs
P.O. Box 3469
Honolulu, HI 96813
(street address: 1010 Richards St., 96813)
(808) 586-3000/Fax: (808) 586-2874
http://www.state.hi.us

Idaho State Board of Medicine
Nancy Kerr, Executive Director
1755 Westgate Drive, Suite 140,
Boise, ID 83704
(208) 327-7000/Fax: (208) 327-7005
http://www.bom.state.id.us

Illinois Department of Professional
Regulation
Aurelia Pucinski, Director
(Discipline)
James R. Thompson Center
100 W. Randolph St., Suite 9-300
Chicago, IL 60601
(312) 814-4500/Fax: (312) 814-1837
http://www.dpr.state.il.us

Alicia Purchase, Board Liaison
(Licensure)
320 W. Washington St., 3rd Floor
Springfield, IL 62786
(217) 785-0800/Fax: (217) 524-2169
http://www.dpr.state.il.us

Indiana Health Professions Bureau
Lisa R. Hayes, J. D., Executive Director
402 W. Washington St., Room 041
Indianapolis, IN 46204
(317) 232-2960/Fax: (317) 233-4236
http://www.ai.org/hpb

Iowa State Board of Medical Examiners
Ann Mowery, Ph. D., Executive Director
400 Southwest Eighth Street, Suite C
Des Moines, IA 50309-4686
(515) 281-5171/Fax: (515) 242-5908
http://www.docboard.org/ia/ia_home.htm

Kansas Board of Healing Arts
Lawrence Buening Jr., J. D., Executive Director
235 South Topeka Blvd.
Topeka, KS 66603-3068
(785) 296-7413/Fax: (785) 296-0852
http://www.ksbha.org

Kentucky Board of Medical Licensure
C. William Schmidt, Executive Director
Hurstbourne Office Park
310 Whittington Parkway, Suite 1B
Louisville, KY 40222-4916
(502) 429-8046/Fax: (502) 429-9923
http://www.state.ky.us/agencies/kbml

Louisiana State Board of Medical Examiners
John B. Bobear M.D., Executive Director
P.O. Box 30250
New Orleans, LA 70190-0250
(street address: 630 Camp St., 70130)
(504) 568-6820/Fax: (504) 568-8893
http://www.lsbme.org

Maine Board of Licensure in Medicine
Randal C. Manning, Executive Director
137 State House Station (U.S. mail)
2 Bangor Street, 2nd Floor (delivery service)
Augusta, ME 04333
(207) 287-3601/Fax: (207) 287-6590
http://www.docboard.org/me/me_home.htm

Maine Board of Osteopathic Licensure
Susan E. Strout, Executive Secretary
142 State House Station
Augusta, ME 04333-0142
(207) 287-2480/Fax: (207) 287-3015
http://www.docboard.org/me-osteo

Maryland Board of Physician Quality Assurance
C. Irving Pinder, Executive Director
P.O. Box 2571
Baltimore, MD 21215-0095
(street address: 4201 Patterson Ave., third floor, 21215)
(410) 764-4777/Fax: (410) 358-2252
(800) 492-6836
http://www.bpqa.state.md.us

Massachusetts Board of Registration in Medicine
Nancy Achin Sullivan, Executive Director
560 Harrison Ave. Suite G-4
Boston, MA 02118
(617) 654-9800/Fax: (617) 451-9568
(800) 377-0550
http://www.massmedboard.org

Michigan Board of Medicine
Ann Marie Pischea, Licensing Director
P.O. Box 30670
Lansing, MI 48909-8170
(street address: 611 W. Ottawa St, 1st floor, 48933
(517) 373-6873/Fax: (517) 373-2179
http://www.michigan.gov/cis

Michigan Board of Osteopathic Medicine and Surgery
Ann Marie Pischea, Licensing Director
P.O. Box 30670
Lansing, MI 48909-8170
(street address: 611 W. Ottawa St, 1st floor, 48933
(517) 373-6873/Fax: (517) 373-2179
http://www.michigan.gov/cis

Minnesota Board of Medical Practice
Robert A. Leach, J.D., Executive Director
University Park Plaza
2829 University Ave. SE, Suite 400
Minneapolis, MN 55414-3246
(612) 617-2130/Fax: (612) 617-2166
Hearing impaired 1-800-627-3529
http://www.bmp.state.mn.us

Mississippi State Board of Medical Licensure
W. Joseph Burnett, M.D., Director
1867 Crane Ridge Drive, Suite 200B
Jackson, MS 39216
(601) 987-3079/Fax: (601) 987-4159
http://www.msbml.state.ms.us

Missouri State Board of Registration
for the Healing Arts
Tina M. Steinman, Executive Director
3605 Missouri Blvd.
Jefferson City, MO 65109
(street address: 3605 Missouri Blvd., 65109)
(573) 751-0098/Fax: (573) 751-3166
http://www.ecodev.state.mo.us/pr/healarts/

Montana Board of Medical Examiners
Jeannie Worsech, Executive Director
P.O. Box 200513
Helena, MT 59620-0513
(406) 841-2300/Fax: (406) 841-2363
http://www.discoveringmontana.com/dli/bsd/license/hc_index.htm

Nebraska Board of Medicine and Surgery
Health and Human Services
Regulation and Licensure Credentialing Division
Becky Wisell, Section Administrator
P.O. Box 94986
Lincoln, NE 68509-4986
(402) 471-2118/Fax: (402) 471-3577
http://www.hhs.state.ne.us/

Nevada State Board of Medical Examiners
Larry D. Lessly, J.D., Executive Director
1105 terminal Way, Suite 301
Reno, NV 89502
(775) 688-2559/Fax: (775) 688-2321
http://www.medboard.nv.gov

Nevada State Board of Osteopathic Medicine
Larry J. Tarno, D.O., Executive Director
2860 E. Flamingo Rd., Suite G
Las Vegas, NV 89121
(702) 732-2147/Fax: (702) 732-2079
http://www.osteo.state.nv.us

New Hampshire Board of Medicine
Penny Taylor, Administrator
2 Industrial Park Drive, Suite 8
Concord, NH 03301-8520
(603) 271-1203/Fax: (603) 271-6702
complaints (800) 780-4757
http://www.state.nh.us/medicine

New Jersey State Board of Medical Examiners
William V. Roeder, Executive Director
P.O. Box 183
Trenton, NJ 08625-0183
(609) 826-7100/Fax: (609) 826-7117
http://www.state.nj.us/lps/ca/medical.htm#bme5

New Mexico State Board of Medical Examiners
Charlotte Kinney, Executive Director
491 Old Santa Fe Trail, Lamy Building, 2nd Floor
Santa Fe, NM 87501
(505) 827-5022/Fax: (505) 827-7377
http://www.state.nm.us/nmbme

New Mexico Board of Osteopathic Medical Examiners
Liz Z. Montoya, Executive Director
2055 S. Pacheco, Suite 400
Santa Fe, NM 87504
(505) 476-7120/Fax: (505) 476-7095
http://www.rld.state.nm.us

New York State Board for Medicine (Licensure)
Thomas J. Monahan, Executive Secretary
89 Washington Avenue, 2nd Floor, West Wing
Albany, NY 12234
(518) 474-3817 Ext. 560/Fax: (518) 486-4846
http://www.op.nysed.gov

New York State Board for Professional Medical Conduct (Discipline)
Dennis J. Graziano, Executive Director
Department of Health
Office of Professional Medical Conduct
433 River St., Suite 303
Troy, NY 12180-2299
(518) 402-0855/Fax: (518) 402-0866
http://www.health.state.ny.us/

North Carolina Medical Board
Andrew W. Watry, M.P.A.,
Executive Director
P.O. Box 20007
Raleigh, NC 27619
(919) 326-1100/Fax: (919) 326-1130
http://www.ncmedboard.org

North Dakota State Board of Medical Examiners
Rolf P. Sletten, JD, Executive Secretary/Treasurer
City Center Plaza
418 E. Broadway, Suite 12
Bismarck, ND 58501
(701) 328-6500/Fax: (701) 328-6505
http://www.ndbomex.com

Northern Mariana Islands
Medical Profession Licensing Board
Juanet S. Crisostomo, Office Manager
P.O. Box 501458, CK
Saipan, MP 96950
(670) 664-4811/Fax: (670) 664-4813
http://www.saipan.com/gov

State Medical Board of Ohio
Thomas A. Dilling, J.D., Executive Director
77 S. High St., 17th Floor
Columbus, OH 43215-6127
(614) 466-3934/Fax: (614) 728-5946
(800) 554-7717
http://www.state.oh.us/med/

Oklahoma State Board of Medical Licensure and Supervision
Lyle Kelsey, C.A.E., Executive Director
P.O. Box 18256
Oklahoma City, OK 73118
(405) 848-6841/Fax: (405) 848-8240
(800) 381-4519
http://www.osbmls.state.ok.us

Oklahoma State Board of Osteopathic Examiners
Gary R. Clark, Executive Director
4848 N. Lincoln Blvd, Suite 100
Oklahoma City, OK 73105-3321
(405) 528-8625/Fax: (405) 557-0653
http://www.docboard.org

Oregon Board of Medical Examiners
Kathleen Haley, J.D., Executive Director
1500 SW First Avenue, 620 Crown Plaza
Portland, OR 97201-5826
(503) 229-5770/Fax: (503) 229-6543
http://www.bme.state.or.us

Pennsylvania State Board of Medicine
Joanne Troutman, Administrator
P.O. Box 2649
Harrisburg, PA 17105-7769
(717) 787-2381/Fax: (717) 787-7769
http://www.dos.state.pa.us

Pennsylvania State Board of Osteopathic Medicine
Gina K. Bittner, Administrator
P.O. Box 2649
Harrisburg, PA 17105-2649
(street address: 124 Pine St., 17101)
(717) 783-4858/Fax: (717) 787-7769
http://www.dos.state.pa.us

Board of Medical Examiners of Puerto Rico
Pablo Valentin-Torres, Esq,
Executive Director
P.O. Box 13969
San Juan, PR 00908
(787) 782-8949/Fax: (787) 792-4436

Rhode Island Board of Medical Licensure and Discipline
Bruce W. McIntyre, J.D., Interim Chief Administrator
Department of Health
Cannon Building, Room 205
Three Capitol Hill
Providence, RI 02908-5097
(401) 222-3855/Fax: (401) 222-2158
http://www.docboard.org/ri/main.htm

South Carolina Board of Medical Examiners Department of Labor, Licensing and Regulation
John D. Volmer, Board Administrator
110 Centerview Drive, Suite 202
Columbia, SC 29210-1289
(803) 896-4500/Fax: (803) 896-4515
http://www.llr.state.sc.us/pol/medical

South Dakota State Board of Medical and Osteopathic Examiners
L. Paul Jensen, Executive Secretary
1323 S. Minnesota Ave.
Sioux Falls, SD 57105
(605) 334-8343/Fax: (605) 336-0270
http://www.state.sd.us/dcr/medical

Tennessee Board of Medical Examiners
Rosemarie Otto, Executive Director
425 5th Ave. North, 1st Floor, Cordell Hull Building
Nashville, TN 37247-1010
(615) 532-3202/Fax: (615) 253-4484
http://www.state.tn.us/health

Tennessee Board of Osteopathic Examiners
Rosemarie Otto, Executive Director
425 5th Ave. North, 1st Floor, Cordell Hull Building
Nashville, TN 37247-1010
(615) 532-3202/Fax: (615) 253-4484
(888) 310-4650
http://www.state.tn.us/health

Texas State Board of Medical Examiners
Donald W. Patrick, M.D., J.D., Executive Director
P.O. Box 2018
Austin, TX 78768-2018
(512) 305-7010/Fax: (512) 305-7008
Disciplinary Hotline (800) 248-4062
Consumer Complaint Hotline (800) 201-9353
http://www.tsbme.state.tx.us

Utah Department of Commerce
Div. of Occupational & Professional Licensure
Physicians Licensing Board
Craig J. Jackson, R.Ph.
160 E 300 South, 84102, Heber M. Wells Building, 4th Floor
Salt Lake City, UT 84114
(801) 530-6628/Fax: (801) 530-6511
http://www.dopl.utah.gov

Utah Department of Commerce
Div. of Occupational & Professional Licensure
Board of Osteopathic Medicine
Diana T. Baker, Bureau Manager
160 E 300 South, 84102, Heber M. Wells Building, 4th Floor
Salt Lake City, UT 84114
(801) 530-6628/Fax: (801) 530-6511
http://www.dopl.utah.gov

Vermont Board of Medical Practice
John Howland, Interim Executive Director
108 Cherry Street
Burlington, VT 05402-0070
(802) 657-4220/Fax: (802) 657-4227
http://www.healthyvermonters.info

Vermont Board of Osteopathic Physicians and Surgeons
Jessica Porter, Director,
Office of Professional Regulation
26 Terrace Street, Drawer 09
Montpelier, VT 05609-1106
(802) 828-2373/Fax: (802) 828-2465
http://www.sec.state.vt.us

Virgin Islands Board of Medical Examiners
Lydia Scott, Executive Assistant
Department of Health
48 Sugar Estate
St. Thomas, VI 00802
(340) 774-0117/Fax: (340) 777-4001

Virginia Board of Medicine
William L. Harp, M. D., Executive Director
6603 W. Broad St., 5th Floor
Richmond, VA 23230-1717
(804) 662-9908/Fax: (804) 662-9517
http://www.dhp.state.va.us/

Washington Medical Quality Assurance Commission
Doron N. Maniece, Executive Director
Department of Health
P. O. Box 47866
Olympia, WA 98504-7866
(360) 236-4788/Fax: (360) 586-4573
http://www.doh.wa.gov

Washington State Board of Osteopathic Medicine and Surgery
Robert Nicoloff, Executive Director
Department of Health
P.O Box 47870
Olympia, WA 98504-7870
(360) 236-4943/Fax: (360) 236-2406
http://www.doh.wa.gov

West Virginia Board of Medicine
Ronald D. Walton, Executive Director
101 Dee Drive
Charleston, WV 25311
(304) 558-2921/Fax: (304) 558-2084
http://www.wvdhhr.org/wvbom

West Virginia Board of Osteopathy
Cheryl Schreiber, Executive Secretary
334 Penco Rd.
Weirton, WV 26062
(304) 723-4638/Fax: (304) 723-2877
http://www.state.wv.us/bdosteo

Wisconsin Medical Examining Board
Department of Regulation and Licensing
Deanna Zychomski, Bureau Director
1400 E. Washington Ave.
Madison, WI 53703
(608) 266-2112/Fax: (608) 261-7083
http://www.drl.state.wi.us

Wyoming Board of Medicine
Carole Shotwell, J. D., Executive Secretary
211 W. 19th St., Colony Bldg., 2nd floor
Cheyenne, WY 82002
(307) 778-7053/Fax: (307) 778-2069
http://wyomedboard.state.wy.us

Specialty Boards

American Board of...

Allergy & Immunology
510 Walnut Street
Suite 1701
Philadelphia, PA 19106-3699
(215) 592-9466
http://www.abai.org/

Anesthesiology
4101 Lake Boone Trail
The Summit, Suite 510
Raleigh, NC 27607-7506
(919) 881-2570
http://www.abanes.org/

Colon & Rectal Surgery
20600 Eureka Road Suite 600
Taylor, MI 48180
(734) 282-9400
http://www.abcrs.org/

Dermatology
Henry Ford Hospital
1 Ford Place
Detroit, MI 48202-3450
(313) 874-1088
http://www.abderm.org/

Emergency Medicine
3000 Coolidge Road
East Lansing, MI 48823-6319
(517) 332-4800
http://www.abem.org/

Family Practice
2228 Young Drive
Lexington, KY 40505-4294
(859) 269-5626
http://www.abfp.org/

Internal Medicine
510 Walnut Street, Suite 1700
Philadelphia, PA 19106-3699
(215) 446-3500
http://www.abim.org/

Medical Genetics
9650 Rockville Pike
Bethesda, MD 20814-3998
(301) 571-1885
http://www.abmg.org/

Neurological Surgery
Smith Tower, Suite 2139
6550 Fannin Street
Houston, TX 77030-2701
(713) 441-6015
http://www.abns.org/

Nuclear Medicine
900 Veteran Avenue, Room 13-152
Los Angeles, CA 90024-1786
(310) 825-6787
http://www.abnm.org/

Obstetrics & Gynecology
2915 Vine Street, Suite 300
Dallas, TX 75204
(214) 871-1619
http://www.abog.org/

Ophthalmology
111 Presidential Blvd, Suite 241
Bala Cynwyd, PA 19004-1075
(610) 664-1175
http://www.abop.org/

Orthopaedic Surgery
400 Silver Cedar Court
Chapel Hill, NC 27514
(919) 929-7103
http://www.abos.org/

Otolaryngology
3050 Post Oak Blvd., Suite 1700
Houston, TX 77056
(713) 850-0399
http://www.aboto.org/

Pathology
P.O. Box 25915
Tampa, FL 33622-5915
(813) 286-2444
http://www.abpath.org/

Pediatrics
111 Silver Cedar Court
Chapel Hill, NC 27514-1651
(919) 929-0461
http://www.abp.org/

Physical Medicine & Rehabilitation
Norwest Center, Suite 674
21 First Street S.W.
Rochester, MN 55902
(507) 282-1776
http://www.abpmr.org/

Plastic Surgery
Seven Penn Center, Suite 400
1635 Market Street
Philadelphia, PA 19103-2204
(215) 587-9322
http://www.abplsurg.org/

Preventive Medicine
330 South Wells Street, Suite 1018
Chicago, IL 60606-7106
(312) 939-2276
http://www.abprevmed.org/

Psychiatry & Neurology
500 Lake Cook Road, Suite 335
Deerfield, IL 60015-5249
(847) 945-7900
http://www.abpn.com/

Radiology
5441 East Williams Blvd., Suite 200
Tucson, AZ 85711
(520) 790-2900
http://www.theabr.org/

Surgery
1617 John F. Kennedy Blvd., Suite 860
Philadelphia, PA 19103-1847
(215) 568-4000
http://www.absurgery.org/

Thoracic Surgery
One Rotary Center, Suite 803
Evanston, IL 60201
(847) 475-1520
http://www.abts.org/

Urology
2216 Ivy Road, Suite 210
Charlottesville, VA 22903
(434) 979-0059
http://www.abu.org/

5.9 Beispielschreiben

Orientierungshilfe für Erstellung eines *Dean's Letter/Medical Student Performance Evaluation* – freundlicherweise überlassen durch die Charité International Cooperation – DeansLetterN.doc

Orientierungshilfe für Erstellung eines *Transcript of Records/Medical School Transcript* – freundlicherweise überlassen durch die Charité International Cooperation – TranscriptN.doc

Zeugnis über den Krankenpflegedienst – freundlicherweise überlassen durch den Deutschen Famulantenaustausch e. V. (DFA) – Krankenpflege engl.pdf

Famulaturzeugnis – freundlicherweise überlassen durch den Deutschen Famulantenaustausch e. V. (DFA) – Famulaturzeugnis engl.pdf

PJ-Zeugnis – freundlicherweise überlassen durch den Deutschen Famulantenaustausch e. V. (DFA) – PJ englisch.pdf

Dean's Letter

This is to certify that ***<Name>***, born *<date>* in *<place>*, has been enrolled as a medical student at our university from *<date>* to *<date>*.

In Germany, the six year curriculum comprises a 2 year preclinical basic science study program followed by a 4 year course of clinical studies. *<Name>* regularly attended and successfully completed the first five years of courses and clinical training at the *<university name>*.

He/she completed the Surgery period of his/her final year practical training (4 months) at the *<hospital>*, and the Internal Medicine period (4 months) at the *<hospital>*. In his/her third 4-months-period he/she was trained in *<field>* at *<hospital>*.

In his evaluations *<name>* was rated *<outstanding, excellent, very good...>* in overall competence. He/she was also called a *<highly intelligent, hardworking, committed...; quote evaluations and letters of recommendation>* individual. His personality was described as *<for example: very pleasant, polite, quote evaluations>* and well-communicating with staff and co-workers and patients.

There are three written national board examinations (First, Second and Third Medical State Examination) corresponding to the national board examinations in the United States, which must be successfully completed, as well as several oral examinations. <Name> completed these examinations with *<excellent ... depends on grades>* results. He/she graduated from *<university>* on *<date>*.

Students are encouraged to participate in basic and/or clinical research. *<name>* has completed his/her medical thesis in the Department of *<department, supervisor>* at *<university>*. After completing this study and publishing it as a doctoral thesis the German academic title "Dr. med." was *<or: will be>* awarded in addition to the medical degree. *<If applicable:* The thesis was graded "*<latin grade and translation>*".

All together *<name>* was an *<outstanding, excellent ...>* and highly valued student at the *<university>*, and I recommend him *<very highly, in highest terms, highly>* for a residency in *<field>*.

<Name of Dean, Signature>

Medical School Transcript for <*name*>,

born <*date*> *page 1 of 3*

Preclinical Education (year 1 & 2)

Subject	**Total Hours Attended**[1]			**grade**[2]
	Practical training	lecture	seminary/clinical course	
Anatomy, including histology		180	315	Pass
Biochemistry	90	150	60	Pass
Biology	45	90	-	Pass
Physics	30	90	30	Pass
Chemistry	30	90	30	Pass
Physiology	90	150	60	Pass
Medical Psychology/ Sociology	-	45	30	Pass
Introduction to clinical medicine	30	-	-	Pass
Medical Terminology	30	-	-	Pass
Investigation of the professional field	90	-	7,5	Pass
Practical training in nursing	8 weeks			

Preclinical Examination on <*date*>: grade <*grade & translation*>

Clinical Education Part 1 (year 3)

Subject	**Total Hours Attended**			**grade**
	Practical training	lecture	seminary/clinical course	
General Pathology	-	60	45	Pass
Microbiology/Virology/Parasitology/ Immunology	60	90	-	Pass
Biomathematics	-	-	30	Pass
Physical Examination/History Taking	-	75	127	Pass
Clinical Chemistry/Hematology/Patho-biochemistry & Transfusion Medicine	30	45	30	Pass
Radiology & Protection from Radiation	-	30	15	Pass
General Pharmacology & Toxicology	-	90	45	Pass
Emergency Medicine and First Aid	30	-	-	Pass
History of Medicine	-	15	15	Pass
Human Genetics	-	30	15	Pass

First State Examination on <*date*>: grade <*grade & translation*>

[1] 30 hours are equivalent to approx. 1 week of training

[2] Numbered grades are only given in the final exams.

Medical School Transcript for <*name*>,
born <*date*> *page 2 of 3*

Clinical Education Part 2 (year 4 & 5)

Subject	**Total Hours Attended**			**grade**
	Practical training	lecture	seminary/clinical course	
General Practice & Family Medicine	30	30	-	Pass
Natural Cure & Physiotherapy	-	30	15	Pass
Anesthesiology & Emergency Medicine	30	15	-	Pass
Social, Occupational, and Forensic Medicine & Hygiene	33	90	30	Pass
Ophtalmology	15	30	-	Pass
Surgery	60	90	-	Pass
Topographical Anatomy	-	15	-	Pass
Dermatology & Venerology	30	30	-	Pass
Obstetrics & Gynecology	30	60	30	Pass
ENT	30	30	-	Pass
Internal Medicine	90	120	-	Pass
Special Pharmacology (therapeutics)	-	30	30	Pass
Neurology	30	30	-	Pass
Orthopedics	30	30	-	Pass
Pediatrics	45	60	-	Pass
Psychiatry	30	30	-	Pass
Psychosomatic Medicine & Psychotherapy	30	30	-	Pass
Special Pathology	-	60	60	Pass
Urology	15	30	-	Pass
Radiology & Nuclear Medicine	-	30	30	Pass
Dentistry	-	15	-	Pass

Second State Examination on <*date*>: grade <*grade & translation*>

Clinical Education Part 3 (year 6)

Dates of Clerkship **Subject** **Hospital**

<*list clerkships*>

Third State Examination on <*date*>: grade <*grade & translation*>

Overall grade of medical education: <*grade & translation*>

Medical School Transcript for *<name>*,
born *<date>* *page 3 of 3*

Explanatory notes:

The course of study followed the requirements of the Licensing Regulations for Physicians in the Federal Republic of Germany (Approbationsordnung für Ärzte). <name> successfully completed studies detailed above. There is no grading system for the courses, lectures, and practical training units (cp. footnote 2). State examinations are held upon completion of each part of the education. They are written, oral, or both, and a grade is conferred according to the overall performance, (average of all tested subjects). Grades conferred are
1 – *„sehr gut"* = very good, ~90–100%
2 – *„gut"* = good, ~80–89%
3 – *„befriedigend"* = satisfactory, ~70-79%
4 – *„ausreichend"* = sufficient, ~60-69%
-------------------- failing grades are:
5 *„mangelhaft"* = deficient, 50%-59%
6 *„ungenügend"* = insufficient, less than 50%

Dean, Name & Signature

Zeugnis
über den Krankenpflegedienst
(Certification about practical nursing)

Name, Vorname (surname, given name)

Geburtsdatum (date of birth) | Geburtsort (place of birth)

Hat im Rahmen der ärztlichen Ausbildung in der untenstehenden Klinik, Krankenanstalt unter meiner Leitung Krankenpflegedienst geleistet.
(Has done practical nursing due to the conditions of medical training under my supervision in the hospital/medical institution mentioned below.)

	Von (from)	Bis (to)
Dauer des Krankenpflegendienstes (Duration of the practical nursing)		
Die Ausbildung ist unterbrochen worden (The training has been interrupted)		

☐ Die Ausbildung ist nicht unterbrochen worden.
(The training has not been interrupted)

Ort, Datum (city, date)

Name der Anstalt (Name of the institution)

Unterschrift der Pflegedienstleitung
(Sign of the supervisior)

Stempel
(Stamp)

Zeugnis
über die Tätigkeit als Famulus
Certificate concerning practical *Clinical Experience*

Nach bestandener Ärztlicher Vorprüfung ist der/die Studierende der Medizin / *After having completed his/her preclinical examination the medical student*

____

geboren am / *born* on ____________________ in / in ________________________

vom / *from* ____________________ bis zum / *to* ________________________

in der unten bezeichneten Einrichtung unter meiner Aufsicht und Leitung als Famulus tätig gewesen.
performed an elective period in the institution stated below under my supervision and guidance,

Während dieser Zeit ist der/die Studierende vorzugsweise auf dem Gebiet der:
During this time, the student worked particularly in the following fields:

____

____

____

beschäftigt worden

☐ Die Ausbildung ist nicht unterbrochen worden
The training has not been interrupted.

☐ Die Ausbildung ist unterbrochen worden vom ____________ bis ____________
The training has been interrupted from ____________ *to* ____________

Siegel – *seal*
Einrichtung – institution

__________________, den / *the* __________ ______________________________
Ort / *Location* Datum / *date* Unterschrift des ausbildenden Arztes / *Signature of educating physician*

BESCHEINIGUNG

über die praktische Ausbildung In der Krankenanstalt
(gemäss Anlage 5 (zu §3 Abs.5 ÄAppO))
(Praktisches Jahr)

CERTIFICATE

Concerning practical Hospital Training
(according to annex 5 (to §3, Paragraph 5 ÄAppO))
(final year)

Der/die Studierende der Medizin – *The medical student*

Name, Vorname – *surname, first name*	
Geburtsdatum – *born*	Geburtsort – *in*

hat regelmäßig an der unter meiner Leitung in der unten bezeichneten Klinik / Krankenanstalt durchgeführten in Ausbildung teilgenommen

has been regularly participating in the training taking place at the Hospital named below.

Die Ausbildung erfolgte auf der Abteilung für – *The training has taken place at the Department of*

____

Dauer der Ausbildung: – *Duration of the training:*

vom – *from* __________________ bis – *to* __________________

Fehlzeiten – *Interruptions*

☐ nein *no* ☐ ja *yes* vom *from* ____________ bis *to* ____________

☐ Die Krankenanstalt ist zur Ausbildung bestimmt worden von der Hochschule
The training hospital is a Teaching Hospital of the

____*Medical Faculty*

☐ Die Ausbildung ist an einer Krankenanstalt der Hochschule durchgeführt worden.
The training took place at the Medical School University Hospital..

____
Ort, Datum – *Place, Date*

____
Name der Anstalt – *Name of the Institution*

Siegel oder Stempel
Seal

____
Unterschrift des unterweisenden Arztes – *Name of the instructing physician*

Abkürzungsverzeichnis

Name	Abkürzung	Internetadresse
Accredited Council for Graduate Medical Education	ACGME	
American Automobile Association	aaa	www.aaa.com
American Medical Association	AMA	www.ama-asn.org
American Medical College Application Service	AMCAS	www.amcas.org
Applicant Document Tracking System	ADTS	
Association of American Medical Colleges	AAMC	www.aamc.org
Börm Bruckmeier Verlag		www.media4u.com
Candidate Identification Number	CIN	
Charité Bewerbungsunterlagen		www.charite.de/bbeo
Clinical Skills Assessment	CSA	
Clinical Skills Examination	CSE	
Cort Möbelhaus		www.cort1.com
Computer Based Case Simulation	CSS	
CSA-Candidate Orientation Material	COM	
Data Gathering	DG	
Deutscher Famulantenaustausch	DFA	www.dfa-germany.de
Doctor Patient Communication	COM	
Educational Commission for Foreign Medical Graduates	ECFMG	www.ecfmg.org
Electronic Residency Application Service	ERAS	www.aamc.org/eras www.ecfmg.org/eras www.myeras.aamc.org
Fa. ETS/TOEFL-Test		www.ets.org www.toefl.org
Fellowship and Residency Electronic Interactive Database	FREIDA	www.ama-assn.org
Globe Möbelhaus		www.glbe.com
Graduate Medical Education Directory ("Green Book")	GMED	
Health Maintenance Organisations	HMOs	
IKEA		www.ikea-usa.com
Integrated Clinical Encounter	ICE	
International Federation of Medical Students' Organizations	IFMSA	
International Medical Education Directory	IMED	http://imed.ecfmg.org
International Medical Graduates	IMG	
Interactive Web Application	IWA	http://iwa.ecfmg.org

Name	Abkürzung	Internetadresse
Interim Student and Exchange Authentication System	ISEAS	www.iseas.state.gov
Kelley's Blue Book (Autos)		www.kbb.com
Medical College Admission Test	*MCAT*	
Medical School Admission Requirements	*MSAR*	
Multiple Choice	MC	
	MyERAS	www.myeras.aamc.org
National Board of Medical Examiners	NBME	
National Resident Matching Program	NRMP	www.nrmp.org
Online Applicant Status and Information System	OASIS	http://oasis.ecfmg.org
Patient Note	PN	
Post Graduate Year	PGY	
Standardized Patients	SP	
State Board of Medical Examiners	SBME	
Test für medizinische Studiengänge	TMS	
United States Medical Licensing Examination	USMLE	www.usmle.org
U. S. News		www.usnews.com

Literaturverzeichnis

Bücher

American Medical Association (2001) State Medical Licensure Requirements and Statistics.

Amin C, Bhushan V, Le T (2003) First Aid for the USMLE Step 1. McGraw-Hill Publ. Comp.

Arias EA (2001) NMS Review for the Clinical Skills Assessment Exam. Lippincott Williams & Wilkins

Baur E-M, Greschner M, Schaaf L (2000) Praktische Tipps für die medizinische Doktorarbeit. 4., überarb. Aufl., Springer, Berlin Heidelberg New York

Bickley LS, Szilagyi P (2003) Bates' (Pocket) Guide to Physical Examination and History Taking. 4th ed., Lippincott Williams & Wilkins

Esch W (1991) Medizinstudium und Weiterbildung in den USA. 2., völlig neu bearb. Aufl., Biermann, Zülpich

Fiske EB (2002) The Fiske Giude to Colleges 2003. Sourcebooks

Franek R ((2002) The Best 345 Colleges. 2003 Edition. Princeton Review

Gross P, Baumgart D (2002) Medical English. Thieme, Stuttgart

Grüner S (1996) Famulatur und PJ international: USA/Kanada. 1. Aufl., Schrodt, München

International Students and Scholars Orientation Handbook 2000–2001. Oakland University, MI (2000)

Kelley Blue book (2003) Kelley Blue Book Used Car Guide: Consumer Edition January. June 2004.

Princton Review (2002) Complete Book of Colleges 2003.

Reteguiz J-A, Cornel-Avendano B (2001) Mastering the OSCE/CSA. 2nd ed., McGraw-Hill Publication Company

Reuter P (2002) Springer Kompaktwörterbuch Medizin/Concise Medical Dictionary Deutsch-Englisch/English-German. 1. Aufl., Springer, Berlin Heidelberg New York

Schäufele MK (1995) Mediziner in den USA: Leitfaden für Studium und Weiterbildung. 2., überarb. und erw. Aufl., Schrodt, München

Schettler G, Greten H (2002) Innere Medizin. Verstehen, Lernen, Anwenden. Thieme, Stuttgart New York

The Staff of the Yale Daily News (2002) The Insider's Giude to the Colleges (Insider's Guide to the Xcolleges: Students on Campus Tell You What You Really Want to Know). St. Martin's Press

Zeitschriften

Glatz U, (2001) Famulatur und PJ in den USA: The American way of medicine. Via medici 2:6-9

Gerhold L, Stipendien und Fördergelder: Sterntaler fürs Studium, Via medici, 01/2003: 26-29

Oransky J, One night on call: Diary of a 36-hour shift, American Medical News, 42/1 (1999)

Blumenthal SJ, Kagen J (2002) The Effects of Socioeconomic Status on Health in Rural and Urban America. MSJAMA 287(1):109

Huang A (2000) Continuing Controversy Over the International Medical Graduate. JAMA 283(13):1746

Walling HW (2001) Residency Selection: Making a Match. MSJAMA, 285:2780

Carek PJ, Anderson KD (2001) Residency Selection Process and the Match: Does Anyone Believe Anybody? MSJAMA 285:2784-85

Wusthof CJ (2001) Medical Mistakes and Disclosure: The Role of the Medical Student, MSJAMA. 286:1080-81

Philibert I, Friedmann P, Williams WT; ACGME Work Group on Resident Duty Hours. Accreditation Council for Graduate Medical Education (2002) New Requirements for Resident Duty Hours. JAMA, 288(9):1112-4

Whelan GP et al. (2002) The Changing Pool of International Medical Graduates Seeking Certification Training in US Graduate Medical Education Programs. JAMA, 288(9):1079-84

Sachverzeichnis

A

B

C

D

E

F

G

I

K

L

M

N

O

P

R

S

T

U

V

W